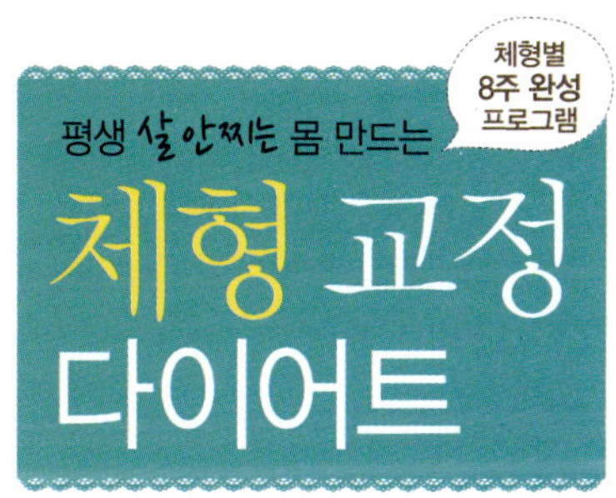
체형별
8주 완성
프로그램
평생 살 안찌는 몸 만드는
체형 교정
다이어트

♥ 도움 주신 분들
의상 협찬 락웨어 www.rockwear.co.kr
제품 협찬 ㈜티젠 www.teazen.co.kr

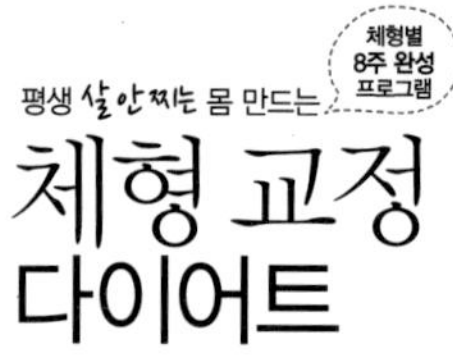

체형 교정
다이어트

평생 살 안 찌는 몸 만드는

체형별 8주 완성 프로그램

펴낸날 초판 1쇄 2012년 3월 5일 | 초판 3쇄 2013년 1월 10일

지은이 송미연

펴낸이 임호준
이사 이동혁
편집장 김소중
책임 편집 윤은숙 | **편집** 장재순 나정애 김영혜 권지숙 이민주
디자인 이지선 왕윤경 | **마케팅** 강진수 이유빈 김찬완
경영지원 김의준 나은혜 박석호 | **e-비즈** 표형원 공명식 최승진

사진 신지호 | **일러스트** 장영수
인쇄 자윤프린팅

펴낸곳 비타북스 | **발행처** ㈜헬스조선 | **출판등록** 제2-4324호 2006년 1월 12일
주소 서울특별시 중구 태평로1가 61 | **전화** (02) 724-7677 | **팩스** (02) 722-9339
홈페이지 www.vita-books.co.kr | **블로그** blog.naver.com/vita_books

ISBN 978-89-93357-72-1 13510

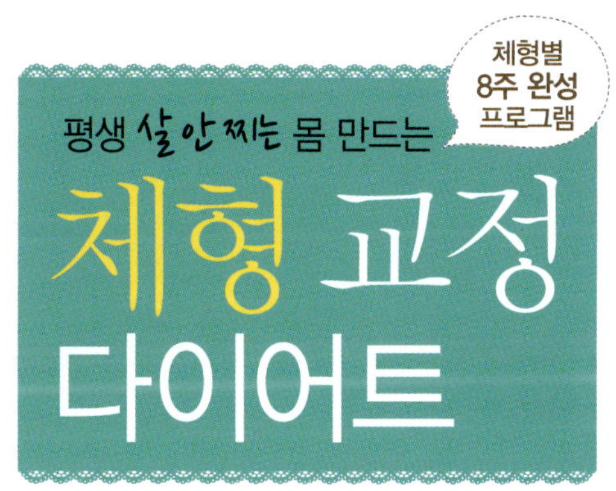

평생 살 안 찌는 몸 만드는

체형 교정
다이어트

비타북스

"왜 살을 빼려 하나요?"라는 질문에 대부분의 사람은 "건강해지기 위해서"라고 답한다. 과연 우리는 건강해지기 위한 다이어트를 하고 있을까? 진료실에서 만나는 수많은 비만 환자는 대부분 비슷한 체형과 상태를 갖고 있는 것을 볼 수 있다. 주로 체형이 구부정하고, 우울하고, 기운이 없다. 비만이라는 것이 남는 에너지가 체지방의 형태로 쌓여서 나타나는 증상인데, 도대체 그 에너지라는 것이 어디로 갔기에 비만 환자들은 움직일 기운조차 없는 상태로 병원을 찾게 되는 것일까?

다이어트는 단순히 체중을 줄이는 것이 아니라 원래의 건강한 몸의 상태로 돌아가게 하는 하나의 방법이다. 즉, 본인에게 적합한 체형과 체중으로 회복해 우리 몸이 효율적으로 대사되는 상태로 돌아가는 것이다. 효율적이고 올바른 대사 기능을 찾게 되면 불필요한 체지방이 쌓이지 않게 되고, 이미 쌓인 체지방을 에너지원으로 꺼내서 사용할 수 있게 된다. 체중을 줄이는 것에만 목표를 두고 다이어트를 하면 오히려 올바른 대사 기능을 잃게 되어 결국 요요현상이 나타나게 된다.

체형 교정 다이어트의 핵심은 비뚤어진 자세를 바로잡아 올바른 체형을 되찾는 것이다. 오랜 시간 습관처럼 굳어진 나쁜 자세는 체형의 변화를 가져오고, 변형된 체형은 체중 증가의 원인이 된다.

다이어트에 '체형'을 접목시켜 치료를 시작하면서 환자들에게 가장 많이 받는 질문은 "정말 체형만 올바르게 되면 살이 저절로 빠지나요?"라는 질문이다. '체형이 올바르게 된다는 것'에는 많은 의미가 포함되어 있다.

체형의 변화는 대부분 근육의 잘못된 이완과 단축에 의해 나타난다. 온종일 스마트폰과 컴퓨터를 잡고 살다 보니 목이 앞으로 빠지면서 어깨 쪽 근육은 이완되고 앞쪽 근육은 단축된다. 하이힐을 신고 온종일 서 있는 사람은 골반이 앞으로 빠지면서 배를 앞으로 내민 자세로 변형되어, 허리 통증이 생기고 복근이 이완된다.

이러한 체형의 변화는 단순히 몸의 변화에만 국한되지 않고 마음의 변화를 동반한다. 이것이 한의학에서 몸과 마음을 분리할 수 없다는 '심신의학적인 관점'에서 환자를 보는 방법이다. 구부정한 체형은 마음을 우울하게 하고, 우울한 마음은 단 음식을 습관처럼 먹게 만든다. 이렇게 해서 늘어난 체중은 다시 마음을 우울하게 만드는 악순환으로 이어지게 된다.

중요한 것은 이러한 체중 증가의 악순환을 끊는 것이다. 어디서부터 이러한 고리를 끊어줄 것인가는 상당히 중요한 문제이다. 체형의 올바른 치료는 체중 증가의 악순환을 끊는 중요한 열쇠가 된다. 그리고 다이어트를 시작하는 출발점이 된다고 해도 과언이 아니다. 올바른 체형을 회복하면서 우리의 몸과 마음은 다시 의욕을 되찾게 되고, 보다 적극적으로 다이어트를 건강하게 지속할 수 있게 될 것이다.

세상에 쉽게 얻을 수 있는 일은 없다. 다이어트도 마찬가지이다. 삶에서의 우선순위 중 하나를 '즐거운 운동'에 두지 않는다면 말이다. 올해 초에도 한 번쯤 다짐했을 '다이어트', 이 책을 읽는 독자 여러분 모두 다이어트와 건강을 함께 잡을 수 있는 한 해가 되길 바란다.

2012년 3월
송미연

지금까지의 다이어트가
당신의 몸을 망쳤다

지금까지의 다이어트는 잊어라

황제 다이어트, 단식 다이어트, 1200kcal 다이어트, 원푸드 다이어트……. 다이어트가 차고 넘치는 세상이다. 심지어 사과 다이어트, 뻥튀기 다이어트, 꿀물 다이어트, 바나나 다이어트, 레몬 다이어트 등 음식 이름 뒤에 다이어트라는 단어만 붙이면 새로운 다이어트가 탄생할 정도다. 그런데 사람들은 왜 이렇게 수많은 다이어트에 도전하면서도 매번 실패하기만 하는 걸까? 의지가 약해서? 게을러서? 사람들과 어울려야 해서? 스트레스받아서 먹다 보니까? 문제는 지금까지 해왔던 바로 그 다이어트에 있다. '다이어트'를 해서는 절대 '다이어트'를 할 수 없다.

사람들은 '다이어트'하면 가장 먼저 칼로리를 떠올린다. "섭취 칼로리를 줄이고, 소비 칼로리를 높여라!" 다이어트 전문가들도 입을 모아 말한다. 의학적으로 맞는 말이다. 덜 먹든, 더 움직이든 매일 1000kcal를 줄일 수 있다면 일주일 동안 체지방 1kg을 뺄 수 있다. 대부분의 사람은 다이어트 계획을 세울 때도 이 원칙에 충실하다. 어떻게 하면 지금보다 칼로리를 줄일 수 있을지에만 집중한다. 다이어트를 시작하면 일단 식사량부터 반으로 줄이고, 작심삼일로 끝날 격한 운동을 시작하는 이유다.

다이어트 초기에는 눈에 띄는 효과가 나타난다. 오래 지속할 수만 있다면 원하는 만큼의 결과를 얻을 수도 있다. 그러나 문제는 식사량과 운동량에 변화가 생기면 언제든지 체중이 다시 늘어날 수 있다는 점에 있다. 이 말은 평생 식사량과 운동량을 완벽하게 조절해야 체중 관리가 가능하다는 뜻이다. 칼로리를 제한하는 다이어트는 본인의 의지에 모든 것이 달려 있다고 해도 과언이 아닐 만큼 굉장한 인내와 절제력이 필요하다. 그렇기 때문에 언제든지 무너질 수 있다. 이것이 바로 '다이어트'의 맹점이다.

게다가 다이어트가 반복될수록 우리의 몸은 점점 다이어트를 할 수 없게 되어간다. 아무리 적게 먹어도 체중은 좀처럼 줄지 않고, 아무리 운동을 열심히 해도 피로만 쌓이고 체중은 꼼짝하지 않는다. 약간의 체중 감량에 성공했다고 해도 다시 체중이 급격히 증가하는 것을 막을 수가 없다. 급기야 물만 먹어도 살이 찌는, 도저히 어찌할 수 없는 체질인가, 라는 신세 한탄이 흘러나온다.

어느 날부터인가 건강도 예전 같지 않다. 늘 피곤하고 몸이 붓고 피부가 푸석푸석하다. 손발이 차갑고 잠도 잘 오지 않고 일 년 내내 감기를 달고 산다. 체력이 부쩍 떨어지고 자고 일어나도 컨디션이 회복되지 않는다. 어찌 된 일인지 어깨도 잘 뭉치고 허리가 아파서 오래 걷기도 어렵다.

각종 식사요법에 운동까지 안 해본 것이 없는데도 살이 빠지지 않는다면 이유는 하나다. 지금까지 해왔던 다이어트가 당신의 몸을 망쳐놓은 것이다.

건강한 몸에는 체지방이 쌓이지 않는다

서양의학에서는 비만의 원인을 몸속에 남아도는 에너지, 즉 소비 칼로리보다 섭취 칼로리가 많기 때문이라고 말한다. 그래서 식욕 억제제나 지방 흡수 억제제를 통해 몸속으로 들어오는 칼로리는 줄이고, 몸속에 쌓여 있는 체지방은 운동을 통해 억지로 빼내라고 말한다. 그러나 다이어트는 단순히 칼로리와의 전쟁이 아니다. 칼로리를 제한하는 다이어트를 한다고 해도 체지방이 쌓이는 것을 막을 수 없다. 인체는 몸속 에너지가 줄어들면 비상사태에 대비해서 줄어든 칼로리마저 다 사용하지 않고 일정량을 떼어내 체지방으로 저축한다. 비만 치료의 목적을 체중 감량에만 둔다면 우리의 몸은 건강한 대사 기능을 잃게 되어 다이어트 이전보다 체중이 늘어나고 건강까지 악화될 수 있다.

반면, 한의학에서는 과도한 체지방을 비정상적인 노폐물로 본다. 건강한 몸에서는 에너지가 체내에 정체되지 않고 대부분 사용되기 때문에 비정상적인 노폐물이 쌓이지 않는다. 따라서 한의학적으로 다이어트란 '체지방'이라는 비정상적인 노폐물이 쌓이지 않는 건강한 몸을 만들기 위한 것이다. 그리고 이것은 우리 몸의 기혈순환이 제대로 이루어지고 있느냐에 달려 있다.

다이어트보다 건강한 몸을 만드는 것이 우선이다

한의학에서 말하는 기(氣)와 혈(血)은 인체에 에너지를 공급하는 에너지원이다. 우리가 음식을 섭취하면 무형의 에너지인 '기'와 물질화된 '혈'이 생긴다. 이렇게 만들어진 생체 에너지는 일정한 리듬으로 순환하면서 몸속 구석구석 에너지를 공급한다. 기혈순환은 건강과 밀접한 관계가 있다. '통즉불통(通則不痛), 불통즉통(不通則痛)'이라는 말이 있는데, 통하면 아프지 않고, 통하지 않으면 아프다는 소리다. 즉, 정상적으로 기혈순환이 되면 건강한 상태를 유지할 수 있지만, 흐름에 장애가 생기거나 더 이상 흐르지 못하고 정체되면 몸에 이상이 생긴다는 뜻이다.

비만 역시 기혈순환에 장애가 생겨 몸속 균형이 깨진 상태로 본다. 그런데 몸속 불균형은 바로잡지 않고 무조건 칼로리만 제한해서 체중 조절을 하면 불균형이 점점 더 심해져 어떤 식사요법과 운동으로도 살이 빠지지 않는 다이어트 불능 상태에 빠질 수 있다. 흔히 '한방 다이어트' 하면 체질 개선을 통해 살이 찌지 않는 체질로 만드는 것이라고 알려졌는데, 살이 찌는 체질이란 올바른 기혈순환과 대사 작용에 문제가 생겨 과도한 체지방이 쌓이는 상태로 이해하면 된다. 따라서 다이어트를 위한 체질 개선이란 건강한 몸을 만든다는 말과 일맥상통한다.

실제로 살을 빼겠다고 한방비만클리닉을 찾아온 환자에게 보약을 쓰는 일이 흔하다. 에너지가 남아돌아 체지방으로 축적된 사람에게 무슨 보약이냐 싶겠지만, 특히 나잇살로 고민하는 중년 여성이나 계속된 다이어트 실패로 건강이 나빠진 경우에는 보약을 쓰고 살이 빠지는 경우가 많다. 이런 경우는 허증(虛證) 비만으로, 말 그대로 몸이 부실해서 생긴 비만이다. 진짜로 체내에 에너지가 부족해서가 아니라, 에너지를 제대로 쓰지 않고 체지방으로 쌓아두기 때문에 사용할 에너지가 부족한 것이다. 이런 사람에게는 보약으로 부족한 기를 보충하고 기가 막힌 곳 없이 잘 순환되게 만들어주면 몸속 불균형이 치료되면서 자연스럽게 체중 감량이 이루어진다.

체형 교정 다이어트로 건강하고 아름다운 몸매를 만든다

한의학에서 기혈순환 장애는 거의 모든 질병을 초래하는 근본적인 원인이다. 한약, 침, 뜸, 부항과 같은 한방 치료를 사용하는 것도 우리 몸의 기혈순환, 즉 올바른 대사 과정을 정상화시켜 건강을 되찾게 하기 위함이다. 병원에서 실시하는 한방 다이어트도 크게 다르지 않다. 환자의 체질과 비만 정도에 따라 다양한 방법을 통해 우리 몸의 올바른 대사 과정을 회복하는 것이 그 목적이다. 그러나 이러한 한방 치료들은 전문가의 도움 없이는 실시하기 어렵다는 단점이 있다.

그렇다면 과연 혼자서 할 수 있는 방법은 없을까? 건강을 해치지 않으면서 우리 몸의 올바른 대사를 찾아 다이어트의 효과를 얻을 수 있는 방법, 이 책에서 제시할 체형 교정 다이어트가 그중 하나의 해법이 될 수 있을 것이다. 누구나 쉽게 실시할 수 있으면서 우리 몸의 올바른 대사 과정을 찾아준다는 개념의 한의학적 다이어트 효과는 그대로 얻을 수 있으니, 건강한 셀프 다이어트로 적극 추천할 만한 방법이라고 할 수 있다.

체형 교정 다이어트의 원리는 매우 단순하지만 강력하다. 비뚤어진 체형을 바로잡으면 기혈순환이 정상화되면서 올바른 대사 기능을 되찾아 불필요한 체지방이 분해되기 쉬운 조건이 된다. 실제로 다이어트와 상관없이 체형 교정을 위해 추나요법을 실시하면 허벅지 둘레가 줄어드는, 의도하지 않은 다이어트 효과를 얻는 경우가 많다.

체형 교정 다이어트의 핵심은 자세 교정과 코어 운동이다

체형 교정 다이어트에서 가장 중요하게 여기는 것은 자세와 체형이다. 잘못된 자세는 체형을 비뚤게 만드는 가장 큰 원인이기 때문에 자세 교정은 다이어트에 있어 매우 중요한 열쇠다. 또한 자세를 바르게 유지하면 자세유지근 (postural muscle)이 발달되어 기초대사량이 높아진다. 장기적으로 살이 찌지 않는 체질로 바뀌게 되는 것이다. 이러한 자세유지근 즉, 속 근육을 잡아줄 수 있는 운동이 바로 코어 운동이다.

코어 운동은 뼈와 관절을 잡아주는 속 근육을 발달시켜 보다 효율적인 체형 교정과 이에 따른 올바른 체중 감량을 도와준다. 코어 운동 프로그램은 척추와 골반을 중심으로 한 근육을 발달시키는 동작으로 구성되어 있으며, 체력에 따라 강도를 조절할 수 있어 누구나 쉽게 실시할 수 있다는 장점이 있다.

체형 교정 다이어트는 부분 비만에 탁월한 효과가 있다

체형 교정 다이어트는 일반적인 다이어트로는 잘 빠지지 않는 부분 비만에 탁월한 효과가 있다. 칼로리를 낮춘 식사요법과 운동을 병행하면 전체 지방량은 줄일 수 있지만, 원하는 부위의 체지방만 골라서 제거할 수는 없다. 그러나 체형 교정 다이어트는 가능하다. 한방에서 군살이 붙는 부위는 올바른 순환이 정체되어 있다고 보기 때문에 비뚤어진 체형을 바로잡으면 그 부위의 순환 문제가 해결되면서 자연스럽게 군살도 사라진다.

굳이 체중 감량이 목표가 아니더라도, 체형을 교정하면 곧고 날씬한 팔다리와 상·하체가 균형 잡힌 몸매로 변하게 된다. 이와 함께 구부정한 체형이 펴지면서 숨어 있던 1~3cm의 키를 찾을 수 있고, 목, 어깨, 허리, 골반 부위의 통증과 두통, 소화 장애, 생리통 등과 같은 만성 질환도 사라진다. 쉽고 간단한 방법에 비해 전신 건강을 향상시키는, 효과가 탁월한 프로그램이라고 할 수 있다.

자, 체형 교정 다이어트를 통해 건강하고 아름다운 몸매에 도전해보자. 간단하게 생활 속 자세를 바로잡는 것으로부터 시작해, 시간과 공간의 구애를 받지 않는 맨몸 코어 운동으로 발레리나처럼 곧고 아름다운 몸매를 만들어보자.

1

살이 찌는 이유가 단순히 많이 먹고, 적게 움직이기 때문만은 아니다.
아무리 다이어트를 해도 살이 빠지지 않는다면 비뚤어진 체형이 문제일 수 있다.
체형 불균형은 인체의 대사 기능을 떨어뜨려 비만을 유발시킨다. 평소 바른 자세를 유지하고,
코어 운동을 실시한다면 비뚤어진 체형이 교정되어 원하는 몸매를 얻게 될 것이다.

굶지 않고
체형 교정으로
살을 뺀다

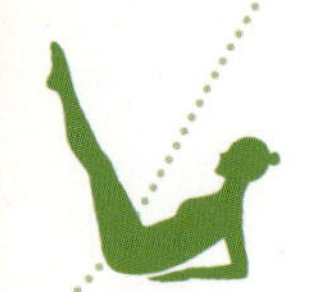

비뚤어진 체형을 바로잡아야 살이 빠진다

　비만 클리닉을 찾아온 환자에게 비뚤어진 체형부터 교정해야 한다고 하면 대부분 의아해한다. 살 빠지는 한약이나 식욕 억제 침을 기대하고 찾아왔는데, 웬걸 체형부터 교정하라니……. 체형이 비뚤어지면 점점 살이 찌고, 설사 다이어트로 체중 감량에 성공했다 해도 살이 찌는 원인을 해결하지 않았기 때문에 다시 살이 찔 수밖에 없다. 다이어트를 위해서는 1200kcal 식단보다 더 중요한 것이 바로 비뚤어진 체형을 교정하는 것이다.

　체형이 비뚤어지면 우리 몸의 원활한 대사가 정체된다. 직선 도로보다 구불구불한 도로가 더 잘 막히듯이 비뚤어진 체형이 올바른 순환을 가로막고, 그러다 보면 체지방이라는 노폐물이 여기저기 쌓여 살이 찌게 된다.

　특히 부분 비만은 체형 불균형에서 오는 경우가 많다. 골반이 비뚤어지면 복부 순환이 떨어져 복부에서 허벅지까지 체지방이 쌓이기 쉽고, 골반이 뒤로 튀어나온 오리 엉덩이의 경우는 엉덩이 근육이 퍼지면서 허벅지 뒤쪽까지 군살이 찌게 된다. 어깨와 등이 구부정하게 굽은 사람 역시 상체 순환이 떨어져 어깨, 등, 팔뚝 부위에 살이 붙는다. 이때 비뚤어진 체형을 바로잡으면, 올바른 순환이 이루어지면서 정체된 부위에 쌓여 있던 체지방이 빠져나간다. 살이 찌는 원인이 해결되어 더 이상 불필요한 체지방이 쌓이지 않는다. 올바른 체형이 유지되는 한, 요요 걱정이 없는 다이어트라고 할 수 있다.

　특히 군살도 있고 체중은 많이 나가지만, 체력이 저하되어 있는 '허증 비만'

의 경우 체형 교정은 매우 중요하다. 보통 다이어트라고 하면 식사량부터 줄여야 한다고 생각하지만, 허증 비만인 경우 무작정 식사량을 줄이면 체중은 줄지 않고 몸이 붓는 등 다른 문제점들이 나타난다. 허증 비만은 우리 몸이 올바른 대사를 찾을 수 있도록 도와주는 처방이 필요하다. 이것이 바로 체형 교정이다.

한방비만체형클리닉에 키 158cm, 몸무게가 77kg인 한 여성이 찾아왔다. 만성피로와 스트레스를 호소했으며 지나치게 잠을 많이 잔다고 했다. 전형적인 허증 비만이었다. 보약으로 체력을 끌어올리면서 올바른 기혈순환을 도와줄 수 있는 침 치료, 구부정한 체형을 교정하는 추나 치료와 코어 운동으로 1개월 만에 9kg이 빠졌다. 체형 교정으로 우울감, 어깨와 목 통증이 호전되면서 다이어트 의지도 높아져 이후에도 다이어트를 성공적으로 지속할 수 있었다.

다이어트 실패 경험이 많은 비만 환자의 경우 우울감과 무력감이 다이어트에 큰 방해가 된다. 이때 체형 교정을 하면 몸에 가해지던 스트레스가 줄어들면서 다이어트 의욕도 승가한다. 억지로 체중을 줄이는 것을 목표로 삼을 것이 아니라, 올바른 체형을 만들기 위해 노력하다 보면 사이즈는 저절로 줄어든다.

그러나 사람들은 허리가 아프거나 어깨가 결리거나 하는 등 통증 때문에 생활에 불편을 겪을 정도가 되어야 정형외과를 찾는다. 그만큼 평소 자신의 비뚤어진 체형에 관심이 없다. 가벼운 측만까지 생각한다면, 장시간 앉아 공부하는 학생들이나 사무직 직장인들의 85%가 측만을 앓고 있다고 할 만큼 현대인의 몸은 어딘가 비틀리고 비뚤어져 있다.

걸을 때 유독 발목이 휘청거리거나, 한쪽 어깨가 올라가 있거나, 뒤뚱거리듯 엇박자로 걷는 사람들을 거리에서 흔히 볼 수 있다. 아마 당신도 그런 사람 중 하나일지 모른다. 치마나 바지 옆선이 한쪽으로 돌아가거나 브래지어 끈이 한쪽만 흘러내리는 것도 몸이 비틀리고 비뚤어져 있다는 증거이다.

많은 사람이 다이어트를 한다고 하면 굶을 생각만 했지, 비뚤어진 체형을 고쳐야 한다는 생각은 하지 못한다. 다이어트를 시작하고자 하는 당신, 거울 앞에 서서 체형부터 점검해보자. 체형 교정을 통해 잘못된 순환의 정체를 해결하면 우리 몸의 에너지 대사가 원활해져 체지방이 쌓이지 않는 건강하고 아름다운 몸으로 변하게 될 것이다.

나는 체형 교정 다이어트가 필요한가?

- □ 항상 피로하다.
- □ 신경이 예민한 편이다.
- □ 건망증이 있다.
- □ 가끔 현기증을 느낀다.
- □ 잠을 깊게 자기 어렵다.
- □ 1개월 이상 지속되는 만성 통증이 있다.
- □ 만성적인 소화기 이상 증상이 있다.
- □ 통증으로 인해 오래 걷기 어렵다.
- □ 성장기 이후로 발 사이즈가 커졌다.
- □ 손발이 차갑다.
- □ 평소에 통증이나 이상 증상이 몸의 한쪽으로만 치우쳐서 나타난다.
- □ 자세가 이상하다고 생각한다.
- □ 척추가 한쪽으로 휘어진 것 같다.
- □ 일이나 공부에 오래 집중하기 어렵다.
- □ 걸음걸이가 이상하다고 지적받는다.

위 항목과 관련된 문제가 5가지 이상 있다면, 비뚤어진 체형을 교정할 필요가 있다.

대부분의 체형 문제는 올바르지 못한 자세로 인해 발생한다. 잘못된 자세를 장시간 지속적으로 취하게 되면 척추의 정상적인 만곡이 변형되거나, 대칭을 이루어야 할 근육이 한쪽만 이완되거나 수축되어 체형이 비뚤어지기 시작한다. 한 부위가 불균형해지면 도미노처럼 다른 부위까지 연속적으로 영향을 끼쳐 전체 체형을 변화시키는 것이다. 나쁜 자세가 습관이 되면 다양한 부위에 근육통이 발생한다. 몇 시간씩 책상이나 모니터 앞에 구부정하게 앉아 있거나, 수화기나 휴대전화를 목과 어깨 사이에 끼고 통화하는 것 역시 체형을 변형시키는 습관이나. 대부분의 사람이 일할 때나 앉아 있을 때 구부정한 자세를 취한다. 자신도 모르게 취하는 이러한 나쁜 자세가 근육에 엄청난 부담을 주어 통증과 자세 변형을 일으키고 있다는 것을 깨달아야 한다.

편하게 쉬고 있다고 생각하면서 무심코 취하는 자세가 더 위험하다. 일요일에 종일 누워서 쉬었는데도 다음 날 이상하게 더 피곤했던 경험이 있을 것이다. 소파에 길게 누워 소파 팔걸이에 턱을 괸 채 TV를 보거나 엎드려서 책을 보는 것은 목과 어깨, 허리에 피로를 가중시킨다. 피곤하다는 이유만으로 온종일 눕거나 엎드려 시간을 보내면 우리 몸은 진정한 휴식을 취할 수가 없다. 잠깐이라도 몸을 일으켜 쓰지 않던 근육을 움직이고, 혈액순환이 되도록 스트레칭을 하는 것이 피로를 푸는 진짜 휴식이다.

지금 여러분은 어떤 자세로 이 책을 읽고 있는지 궁금하다. 평상시 나쁜 자세가 당신의 체형에 나쁜 영향을 미쳐 결국 살이 찐다는 사실을 명심하자.

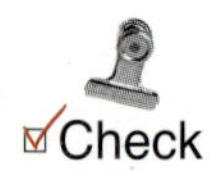

내 체형은 얼마나 비뚤어져 있나?

- □ 양쪽 어깨높이가 다르다.
- □ 양쪽 가슴의 높이와 모양이 다르다.
- □ 엉덩이가 처졌다.
- □ 아랫배가 처지거나 튀어나왔다.
- □ 두 발을 모으고 섰을 때 허벅지가 붙지 않는다.
- □ 두 발을 모으고 의자에 앉았을 때 종아리가 붙지 않는다.
- □ 두 발을 모으고 섰을 때 무릎이 안이나 밖을 향한다.
- □ 가방을 한쪽으로만 메는 습관이 있다.
- □ 주 3회 이상 6cm 이상의 하이힐을 신는다.
- □ 바로 선 자세에서 양쪽 팔과 몸통 사이의 뜨는 간격이 다르다.
- □ 등을 곧게 편 바른 자세가 힘들어 오래 있지 못한다.
- □ 오래 걷기 어렵다.
- □ 걸음걸이가 이상하다.
- □ 항상 속이 더부룩하고 소화가 잘 안 된다.
- □ 좌우 골반의 높이가 다르다.
- □ 무릎을 펴고 상체를 숙였을 때 한쪽 등과 허리가 솟아 있다.
- □ 똑바로 누웠을 때 팔과 다리의 길이가 서로 다르다.
- □ 옆으로 눕거나 엎드려야 잠이 온다.
- □ 높은 베개를 벤다.
- □ 신발의 한쪽 모서리가 빨리 닳는다.
- □ 하루의 많은 시간을 책상에 앉아 보낸다.
- □ 어깨 근육이 항상 뭉쳐 있다.
- □ 손, 발, 팔이 자주 저린다.
- □ 항상 구부정하다.
- □ 곧잘 허리가 아프다.

0~3개 체형 불균형도 10%

사람들로부터 자세가 바르고 체형이 곧다는 소리를 들을 것이다. 아직까지 근육이 뭉친다거나 통증이 느껴지는 부위가 없을 것이다. 그러나 안심은 금물이다. 지금처럼 계속 바른 자세를 유지하며 똑바른 체형을 유지할 수 있도록 항상 주의해야 한다.

4~13개 체형 불균형도 30%

예전에는 안 그랬는데 갑자기 여기저기 군살이 붙거나, 특별한 일도 없는데 왠지 더 피곤하고 일에 집중이 잘 안 된다고 느낄 수 있다. 체형이 비뚤어졌을 때 생기는 증상이다. 지금 자세를 바로잡지 않으면 부분 비만이 전신 비만으로 발전할 가능성이 있다.

14개 이상 체형 불균형도 70%

스스로 체형이 비뚤어졌다는 것을 느낄 것이다. 몸 여기저기 근육이 뭉치고, 조금만 집중해서 일을 하거나 오래 걸으면 여기저기가 결리는 일이 잦다. 식사 조절을 하며 다이어트를 해도 별 효과가 없을지도 모른다. 체중 감량은 물론 건강을 위해 체형 교정이 시급하다.

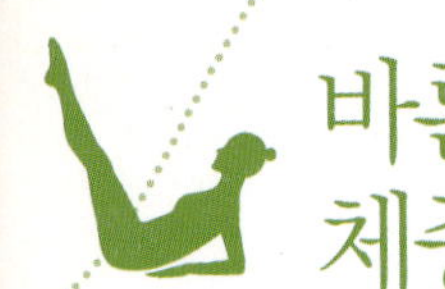

바른 자세만으로
체중 감량 효과가 있다

🍃 바른 자세로 에너지 소비량을 높여라

무의식적으로 취하는 구부정한 자세는 올바른 순환을 막아서 체지방이 쉽게 쌓이는 몸으로 만들 뿐 아니라 스트레스성 비만을 유발하기도 한다. 실제로 바른 자세가 식욕을 억제한다는 연구 결과가 있을 정도로, 구부정한 자세는 기분까지 우울하게 만들어 폭식의 가능성을 높인다. 게다가 구부정한 자세가 장기간 지속되면 혈액순환이 떨어져 셀룰라이트가 생길 수 있으며, 복근이 늘어나 배 안에 체지방이 축적되기 쉬운 상태가 되기 때문에 복부 비만이 심해질 수 있다. 구부정한 자세가 볼품없는 몸매를 만드는 데 미치는 영향은 상상 그 이상이다.

바른 자세는 그 자체만으로 에너지 소비량을 높일 수 있는 훌륭한 다이어트 법이다. 실제로 일본에서 발표된 논문에 따르면 '바른 자세를 취하고 있을 때'가 '구부정한 자세를 취하고 있을 때'보다 에너지 대사율이 25% 정도 높다고 한다. 똑바로 앉으면 자연스럽게 허리와 배에 힘이 들어가는데, 이 자세에서 근육이 올바르게 사용되어 더 많은 에너지를 소비하게 된다. 식사 중에도 바른 자세를 유지하면 포만감이 빨리 느껴져 폭식을 예방할 수 있다. 척추를 곧추세워 상체 가 앞으로 기울여지지 않게 똑바른 자세를 유지하는 순간, 당신의 몸은 불필요 한 체지방을 태울 준비를 시작할 것이다.

바른 자세는 기초대사량을 높여주기 때문에 체중 감량은 물론 다이어트로 감량한 체중을 오랫동안 유지시키는 효과도 있다. 보통 물만 먹어도 살이 찐다고 얘기하는 사람 중에는 기초대사량이 낮은 경우가 많다. 다이어트의 승패와 요요현상의 여부는 낮은 기초대사량을 얼마나 올릴 수 있느냐에 달려 있다고 해도 과언이 아니다.

기초대사량이란 사람이 생체 기능을 발휘하는 데 필요한 최소한의 에너지를 말한다. 쉽게 말해 숨쉬고, 심장을 뛰게 하고, 소화를 시키고, 생각하는 데 필수적으로 요구되는 에너지의 양이다. 기초대사량은 20세가 넘으면 매년 1~2% 정도씩 줄어든다. 흔히 말하는 '나잇살' 역시 나이가 들면서 생리적으로 근육량이 줄어들고, 이로 인해 기초대사량이 떨어지면서 발생한다. 식사량과 활동량에 차이가 없는데도 매년 조금씩 살이 찌는 이유다. 일반적으로 남성이 여성에 비해 기초대사량이 10% 정도 높고, 신체 부피가 클수록, 활동량이 적을수록, 나이가 많을수록 기초대사량이 낮다.

속 근육을 강화시키면 기초대사량이 높아진다

기초대사량 중 가장 많은 부분을 차지하는 것이 근육 대사다. 다이어트를 위해 운동을 권장하는 이유도 근육량을 늘려 기초대사량을 높이기 위해서이다. 바른 자세 역시 속 근육을 강화시켜 기초대사량 향상에 도움을 준다. 뼈와 관절 가까이 붙어 있는 속 근육은 겉에서 보이는 울퉁불퉁한 근육에 비해 에너지를 소비하는 능력이 훨씬 뛰어나다. 속 근육에는 모세혈관이 풍부해 에너지를 소비할 때 필요한 산소 공급이 활발하게 일어나기 때문이다.

다시 말해 바른 자세를 유지하려고 노력하다 보면 에너지 소비율이 높은 속 근육이 강화되어 기초대사량을 높이는 데 도움이 되고, 결국 살이 찌지 않는 체질로 변하게 된다. 또한 해마다 늘어나는 나잇살을 막기 위해서도 기초대사량을 높여주는 체형 교정 다이어트가 필요하다.

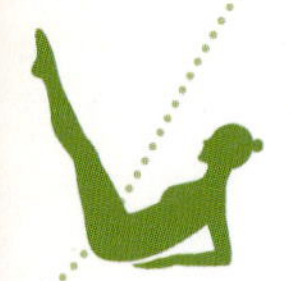

살 빠지는 생활 속 바른 자세,
이것이 정답이다!

똑바른 체형은 바른 자세에서 비롯되고, 바른 자세는 평소 습관에서 시작된다. 의식적으로 똑바로 허리를 펴는 노력을 계속하면 자세를 취하게 하는 근육들이 제자리를 잡아 비뚤어진 체형이 바로 잡힌다. 그러나 자세는 일종의 습관이기 때문에 고치기 쉽지 않다. 반대로 생각해보면 이것보다 쉬운 다이어트 방법도 없다. 매일 저녁밥을 굶어야 하는 것도 아니고 매일 줄넘기를 1시간씩 해야 하는 것도 아니다. 자세를 고치기 위해 대단한 고통을 참아야 하는 것도 아니다. 평소 자신의 자세에 대해 조금 더 관심과 주의를 기울이는 것만으로 체중 감량과 함께 건강까지 챙길 수 있다.

그렇다면 바른 자세를 만들기 위해서는 어떤 생활을 해야 할까? 우선, 자고 일어나면 기지개를 10번 정도 켠다. 기지개는 간단한 동작이지만 밤사이 떨어져 있는 대사를 촉진시켜 몸속에 활기를 불어넣고 척추를 정렬시키는 효과가 있다. 기지개를 켤 때는 두 팔과 두 다리의 발끝까지 힘을 주어 늘인다. 자는 동안 느슨해진 근육과 신경을 깨우고 밤사이 떨어져 있는 혈액순환을 자극해 노폐물을 빨리 배출시킬 수 있다. 마찬가지로 잠자리에 들기 전에도 기지개를 켠다. 낮 동안 활동하며 뭉친 근육과 정체된 기운이 풀리면서 수면의 질도 높아진다.

건강을 위해서라도 자세를 바로잡아야 한다

의자에 앉는 자세가 목과 건강에 미치는 영향은 절대적이다. 서 있을 때는 상체 무게가 하체에 골고루 분산되지만, 앉아 있을 때는 상체 무게를 고스란히 척추가 지탱하게 된다. 잘못된 자세가 습관이 되면 뼈와 관절의 주위를 둘러싼 근육의 균형이 깨지면서 체형이 변형되고, 이로 인해 부분 비만뿐 아니라 만성 근육통과 같은 각종 근골격계 질환이 야기될 수 있다.

어렸을 때부터 똑바로 앉으라는 잔소리를 들어왔지만, 실제로 어떤 자세가 척추에 무리가 가지 않는 바른 자세인지는 잘 모르는 경우가 많다. 흔히 의자에 허리를 펴고 앉으라고 하면 무조건 엉덩이를 뒤로 빼고, 배는 내민다. 그러나 이것은 올바른 자세가 아니다. 엉덩이를 의자 끝까지 밀어 넣되 척추를 구부리지 말고 엉덩이부터 허리, 등을 일직선에 위치시켜야 한다. 특히 턱을 들면 경추가 압박되므로 턱 끝과 배꼽을 수직으로 유지한다. 이런 자세가 되려면 턱을 가슴 쪽으로 살짝 당긴다는 느낌이 들 것이다.

잘못된 자세는 오랜 기간 동안 서서히 체형을 변형시키기 때문에 바로잡는 데도 시간이 걸린다. 그러나 자세는 체중 문제를 떠나서라도 건강에 매우 중요하므로 반드시 바로잡아야 한다. 그럼 좀 더 구체적으로 바른 자세에 대해 알아보자.

앉기

잘못된 자세로 앉는 습관이 오래 지속되면 목과 허리에 통증을 유발할 수 있다. 의자에 앉을 때는 머리와 목, 허리가 일직선이 되어야 한다. 옆에서 봤을 때 귀와 어깨가 일직선에 있어야 바른 자세다. 아마 이런 자세를 취해보면 상당히 부자연스럽게 느껴질 것이다.

많은 사람이 컴퓨터를 하거나 책을 볼 때 목을 앞으로 빼는 습관이 있기 때문이다. 컴퓨터 모니터 높이를 눈높이와 비슷하게 조절하면 자연스럽게 바른 자세가 나온다. 목을 앞으로 빼고 앉는 자세만큼이나 상체를 뒤로 비스듬히 눕혀 앉는 자세 역시 허리 건강에 좋지 않다. 한쪽 다리를 꼬고 앉는 자세 역시 척추를 뒤틀리게 만들어 각종 척추 질환을 불러올 수 있으므로 주의가 필요하다. 바닥에 앉을 때는 허리와 등을 세우고 앉아야 하고, 앉을 때는 항상 머리와 목, 허리가 일직선이 되어야 한다.

- 앉아 있을 때 머리, 목, 허리가 일직선을 이룬다.
- 옆에서 봤을 때 귀와 어깨가 일직선에 위치한다.
- 의자에 앉았을 때 발바닥이 바닥에 닿는다.
- 의자에 앉은 다음 의자를 책상 쪽으로 바짝 당겨 배가 책상에 닿도록 한다.
- 바닥에 앉을 때는 등을 벽에 기대고 한쪽 무릎을 세운다.
- 운전할 때는 등, 허리, 엉덩이를 모두 등받이에 붙이고, 등받이를 10도 정도만 뒤로 젖힌다.
- 컴퓨터 모니터 밑에 두꺼운 책을 받쳐 눈높이에 맞춘다.

서 있기

척추에 가장 안 좋은 자세는 구부정한 자세다. 머리와 목, 허리가 일직선을 이루도록 자연스럽게 가슴을 펴고 생활하는 습관이 중요하다. 처음에는 지나치게 어깨를 뒤로 젖힌 게 아닌가, 불편하게 여겨질 수 있다. 그러나 똑바로 서 있는 자세에 익숙해지면 관절과 근육에 무리가 가지 않기 때문에 훨씬 편하게 느껴진다.

가슴을 펴는 것만큼 중요한 것이 양다리에 체중을 고루 싣는 것이다. 일명 짝다리 자세는 골반과 척추를 틀어지게 만들고, 허리에서 다리로 내려가는 신경을 눌러 통증을 유발할 수 있다. 짝다리를 짚는 버릇이 있는 사람 중에는 좌우 골반 높이가 다른 경우가 많다. 그러나 오랫동안 서 있어야 한다면 오히려 짝다리 짚기가 척추와 다리에 가해지는 부담을 덜 수 있는 방법이다. 이때는 5~10분 간격으로 체중을 지탱하는 다리를 바꿔준다.

- 어깨의 힘을 빼고 얼굴은 정면을 향한 상태에서 턱을 살짝 아래로 당긴다.

- 옆에서 봤을 때 골반, 어깨, 귀를 일직선이 되게 정렬하고 등을 곧게 편다.

- 지하철이나 버스 안에서는 손잡이를 가볍게 잡고 한쪽 발을 앞으로 내밀고 선다.

- 차려 자세로 서 있을 때는 양발을 어깨너비로 벌린다.

- 머리를 감을 때는 앉아서 고개를 숙이지 말고, 샤워를 하면서 고개를 든 채 감는다.

- 세면대에서 세수를 할 때는 무릎을 살짝 구부려 허리 부담을 덜어준다.

- 가방을 한쪽으로만 들거나 메지 않고 어깨에 크로스로 멘다.

눕기

사람은 하루의 1/3을 누워서 잠을 자는 만큼, 눕는 자세는 척추 건강에 큰 영향을 미친다. 엎드리거나 옆으로 눕는 자세는 시간이 흐를수록 척추에 부담을 주므로 좋지 않다. 실제로 옆으로 누웠을 때 허리가 받는 부담은 반듯하게 누웠을 때의 3배에 달한다. 그러나 잠자는 자세를 바꾸기는 쉽지 않다. 자세가 불편하면 잠이 오지 않을뿐더러 잠이 들었다고 해도 잠버릇은 의식적으로 통제할 수 없기 때문이다.

가장 중요한 것은 베개 높이다. 높은 베개를 베면 처음에는 근육통 정도로 끝나지만, 나중에는 신경이 눌려 디스크로 발전할 수도 있다. 그렇다고 아예 베개를 베지 않고 자는 습관도 좋지 않다. 목 전체와 척추에 무리를 줄 수 있다. 성인에게 적합한 베개 높이는 4~8cm로, 베고 누웠을 때 편안하게 느껴지는 정도가 적당하다.

- 침대 매트리스는 딱딱한 편이 척추 건강에 좋다.
- 허리가 약한 사람은 다리 밑에 쿠션을 쌓으면 허리 부담이 줄어든다.
- 베개를 베고 누웠을 때 목이 약간 뒤로 젖혀지고 머리가 가슴보다 약간 높은 상태가 되어야 한다.
- 옆으로 누울 때는 무릎을 조금 구부려 다리 사이에 쿠션을 끼운다.
- 베개를 벴을 때 등이 바닥에서 뜨지 않아야 한다.
- 베개는 너무 단단하거나 너무 푹신한 것을 사용하지 않는다.
- 엎드려 누운 자세는 호흡이나 심장에 무리를 줄 수 있으므로 피한다.

뭉친 근육을 풀지 않으면 체형이 변한다

장시간 같은 자세로 있다 보면 전체적인 순환과 대사가 떨어지고 근육이 뭉쳐 통증이 생길 수 있다. 특히 책상에 앉아서 많은 시간을 보내는 학생이나 직장인들의 경우 더욱 목과 어깨 근육이 뭉치기 쉽다. 여기에 스트레스까지 더해진다면 원활한 순환이 더 어려워져 증상이 가중된다. 뭉친 근육은 찜질을 하거나 며칠만 쉬면 자연적으로 회복되지만, 장기적으로 지속된다면 근육 길이가 짧아져 체형을 변형시킬 수 있다. 평소 시간이 날 때마다 스트레칭을 해서 뭉친 근육을 풀어주어야 한다.

바른 자세라도 같은 자세를 30분 이상 유지하면 척추와 주변 조직에 무리를 주어 근육이 뭉칠 수 있다. 가능하면 30분에 한 번씩 자세를 바꿔주고, 여러 관절 부위를 다양한 방향으로 골고루 움직여 근육을 풀어줄 수 있는 스트레칭 동작을 실시한다. 간단한 노력으로 우리 몸의 순환이 유지될 뿐 아니라 피로가 풀리며 스트레스 해소에도 도움이 된다. 스트레칭을 자주 하면 혈액순환이 원활해지고 근육과 척추, 내장기관의 부담이 줄어들어 다이어트와 전신 건강에 효과적이다.

의자에 앉아서 할 수 있는 스트레칭

척추 스트레칭

골반의 위치를 바로잡아주고 허리 근육과 척추를 위아래로 늘이면서 재배열해주는 효과
가 있다.

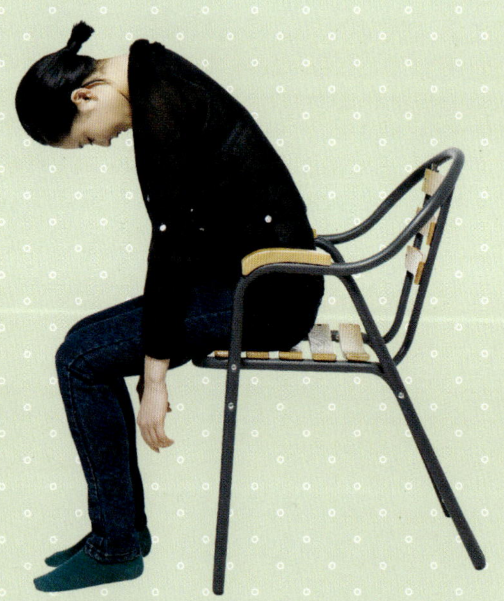

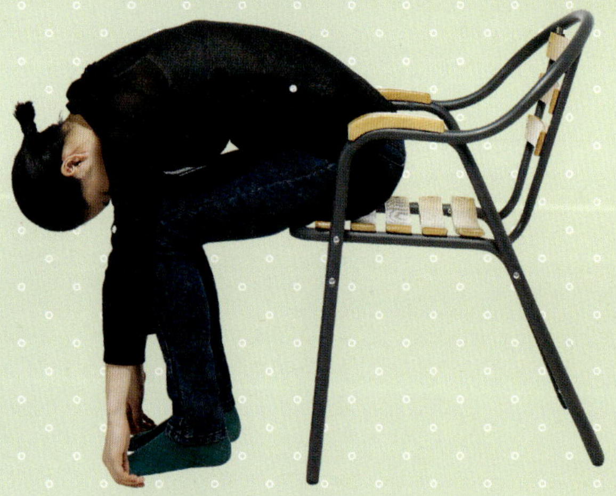

1 등받이에서 약간 떨어져 앉아서 다리를 어깨
너비만큼 벌린다. 상체에 힘을 빼고 머리→
목→어깨→등→허리 순으로 상체를 말면
서 내려간다.

2 완전히 내려간 상태에서 10초간 자세를 유지해
척추가 충분히 이완되도록 한다. 이때 호흡은
자연스럽게 한다. 내려갈 때와 반대로 서서히
원위치로 돌아간다.

허리 스트레칭

골반을 고정시킨 채 몸통을 돌리기 때문에 척추를 받치고 있는 척추 주변 근육의 유연성
을 강화시켜준다.

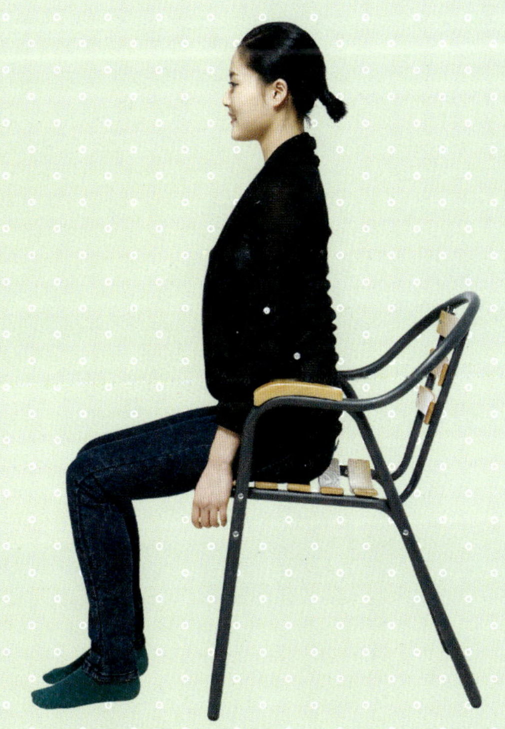

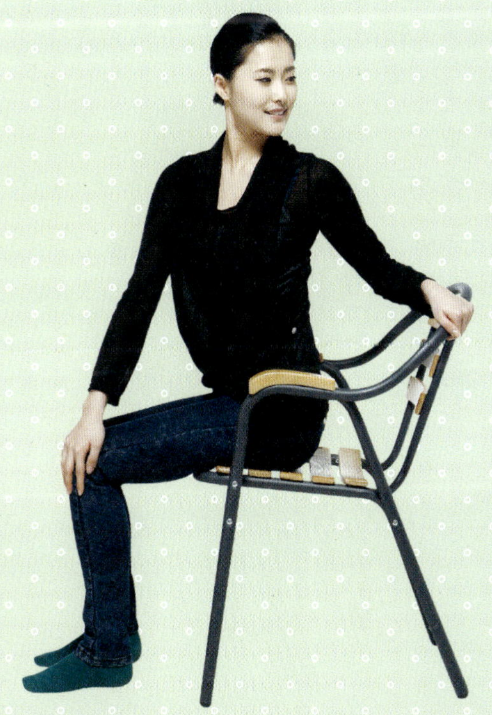

1 등받이에서 약간 떨어져 앉아서 다리를 어깨
너비만큼 벌린다.

2 상체를 왼쪽으로 비틀며 왼손은 등 뒤로 가
져가고 오른손은 왼쪽 무릎을 잡는다. 10초간
자세를 유지하며 내쉬는 숨에 상체를 좀 더
왼쪽으로 비튼다. 이때 시선은 자연스럽게 뒤
를 향한다. 원위치로 돌아간 다음 반대쪽도
실시한다.

엉덩이 스트레칭

엉덩이 근육의 긴장을 풀고 고관절의 움직임을 향상시켜 처진 엉덩이를 탄력 있는 엉덩
이로 만들어주고 O자 다리를 교정해주는 효과가 있다.

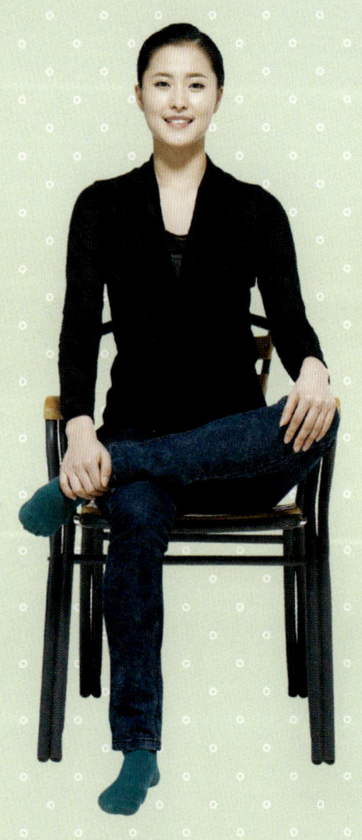

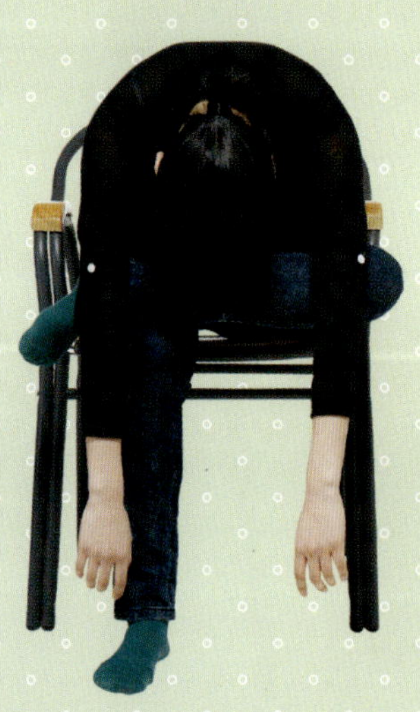

1 등받이에서 약간 떨어져 앉아서 다리를 어깨
너비만큼 벌리고 왼쪽 다리를 오른쪽 무릎 위
에 올려놓는다. 양손은 올린 다리 위에 자연
스럽게 내려놓는다.

2 숨을 들이마신 후 내쉬는 숨에 머리→목→
어깨→등→허리 순으로 상체를 말면서 내
려간다. 상체에 힘을 빼고 10초간 자세를 유
지하고 호흡을 자연스럽게 한다. 숨을 들이마
시면서 천천히 1번 자세로 돌아간다.

다리 스트레칭

대퇴 뒷부분 햄스트링 근육과 종아리 근육까지 이완시켜 혈액순환이 원활해지고 다리 부
종도 없어진다.

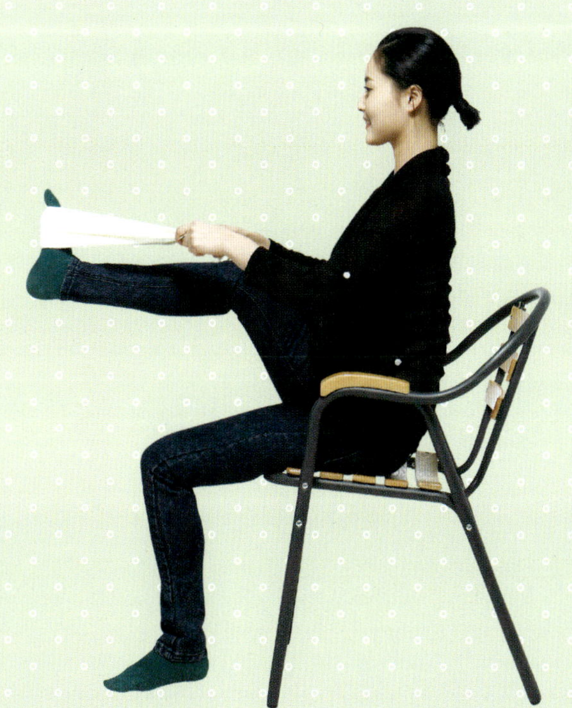

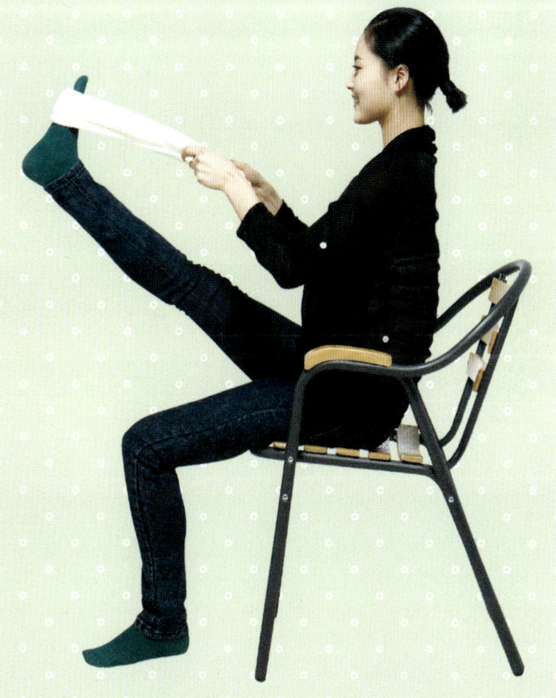

1 의자에 앉아 한쪽 다리를 들어 발바닥에 수건을 걸고 양손으로 수건을 잡는다.

2 숨을 들이마신 후 내쉬는 숨에 수건을 잡아당기며 무릎을 편다. 10초간 자세를 유지한 후 숨을 내쉬며 무릎을 굽힌다. 반대쪽도 실시한다.

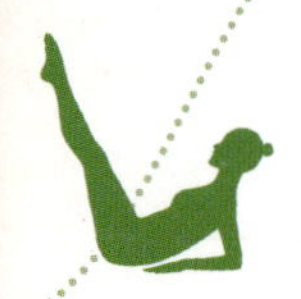

겉 근육보다
속 근육을 단련해야 한다

우리 몸의 근육은 크게 두 종류가 있다. 외관으로 보이는 울퉁불퉁한 겉 근육과 겉 근육 안쪽에 자리 잡고 뼈와 관절을 붙들고 있는 속 근육이다. 겉 근육은 던지고 달리고 휘두르는 등의 힘을 발휘하는 데 쓰이고, 속 근육은 관절의 안정을 도모하고 체형을 잡아주는 데 쓰인다. 따라서 속 근육들이 올바르게 기능해야 자세가 바르게 유지될 수 있다.

다른 사람들에게 '자세가 이상하다'는 얘기를 자주 듣는 사람은 속 근육이 약화돼 있을 가능성이 높다. 복부의 속 근육이 약해지면 배가 나오고 엉덩이가 뒤로 빠지면서 상체가 뒤로 젖혀지는 자세가 되고, 골반도 틀어진다. 등 부위의 속 근육이 약한 경우에는 등이나 허리가 구부정해지고 골반이 돌아간다. 골반과 무릎이 모두 구부정해지는 즉, 노인들에게서 흔히 볼 수 있는 엉거주춤한 자세가 되기 쉽고, 골반 양측의 속 근육이 약해지면 엉덩이를 좌우로 씰룩거리며 걷는 일명, 오리걸음이 나타날 수 있다.

문제는 속 근육은 올바르게 사용하지 않으면 약화되기 쉽다는 데 있다. 특히 활동이 부족한 직장인이나, 잘못된 자세로 인해 측만증이 흔히 발견되는 수험생의 경우 속 근육 운동이 필요하다.

뼈와 관절을 잡아주는 속 근육을 강화시키는 운동을 실시하면 자세 및 체형 교정 효과가 극대화되어 체중 감량이 효과적으로 이루어진다. 체중이 줄어들지 않더라도 군살이 사라지면서 아름다운 실루엣을 얻을 수 있다. 또한 평소에 사용하지 않던 근육들이 사용되기 때문에 기초대사량이 높아져 살찌지 않는 '팻 버닝(Fat-burning)' 체질로 변한다.

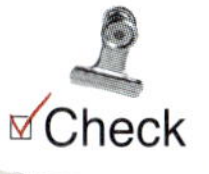

나는 속 근육을 올바르게 사용하고 있을까?

□ 다른 사람들에게 자세가 이상하다는 얘기를 자주 듣는다.

□ 목과 어깨 부위가 항상 무겁다.

□ 조금만 운동을 해도 피로감이 금방 온다.

□ 등산을 하고 나면 온몸이 쑤시고 아프다.

□ 짧은 시간에 강한 힘을 낼 수는 있지만 오래 유지하기는 힘들다.

□ 장시간 운동을 하고 나면 팔이나 다리가 아프다.

□ 눈을 감은 상태에서 선을 따라 똑바로 걷기 어렵다.

□ 평소 스트레칭을 거의 하지 않는다.

□ 몸통 근육보다 팔다리 근육이 더 발달해 있다.

□ 오리걸음처럼 뒤뚱뒤뚱 걷는다.

위 항목과 관련된 문제가 5가지 이상 있다면 당신은 속 근육을 잘못 사용하고 있는 것이다. 운동이나 등산, 일상생활의 동작을 만드는 것은 겉 근육만으로도 가능하지만, 속 근육을 쓸 수 있게 되면 새로운 힘이 생기게 되고 겉 근육만 사용할 때보다 훨씬 적은 힘으로 오랫동안 운동을 할 수 있어 힘과 스피드가 증가하고 피로감도 덜 느끼게 된다.

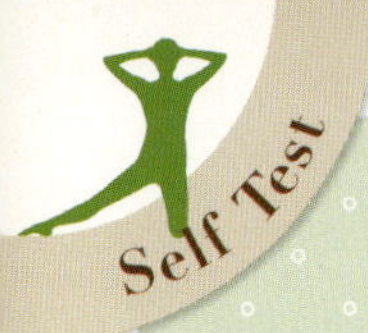

속 근육, 나는 얼마나 튼튼한가?

부위별 스트레칭 동작을 통해 속 근육의 유연성과 근력을 간단히 테스트할 수 있다.

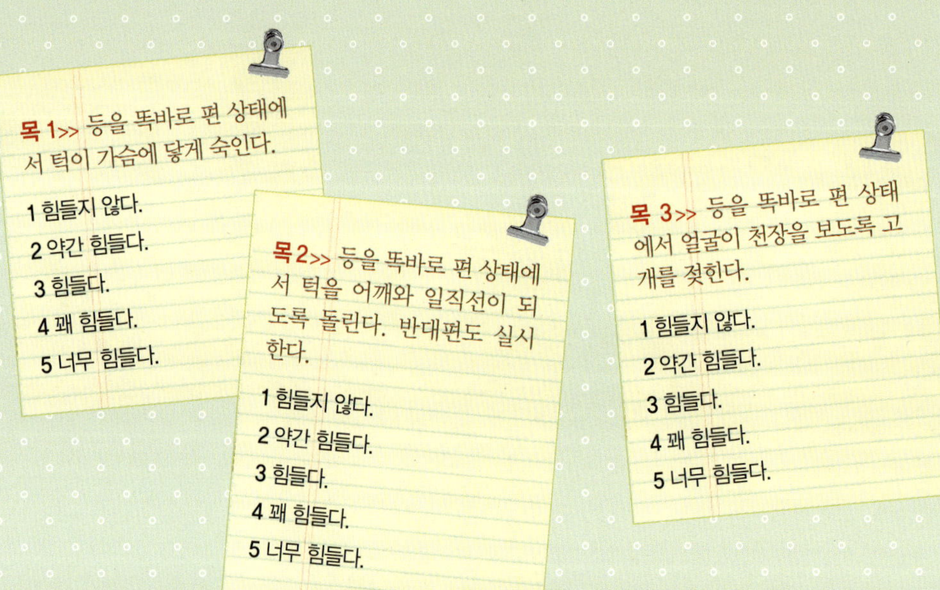

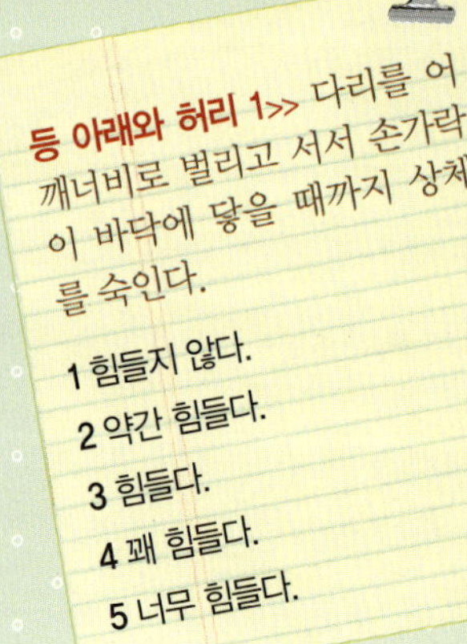

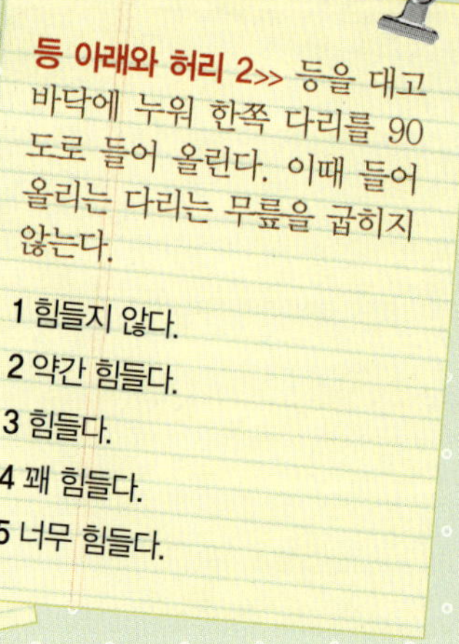

복부>> 등을 대고 누워 상체와 팔다리를 들어 올려 몸을 V자로 만들고 30초간 자세를 유지한다. 이때 발뒤꿈치를 모으고 손바닥은 천장을 향한다.

1 힘들지 않다.
2 약간 힘들다.
3 힘들다.
4 꽤 힘들다.
5 너무 힘들다.

엉덩이와 허벅지>> 선 자세에서 한쪽 다리를 뒤로 접어 손으로 잡고 엉덩이에 닿을 정도로 붙인다. 동작 중 등을 곧게 세운다.

1 힘들지 않다.
2 약간 힘들다.
3 힘들다.
4 꽤 힘들다.
5 너무 힘들다.

하체>> 발을 어깨너비로 벌리고 양팔을 양옆으로 수평으로 뻗은 상태에서 쪼그려 앉는다.

1 힘들지 않다.
2 약간 힘들다.
3 힘들다.
4 꽤 힘들다.
5 너무 힘들다.

1 힘들지 않다 평소 바른 자세가 습관화되어 있는 건강한 체형이다.

2 약간 힘들다 아직 큰 문제는 발생하지 않은 상태다. 하지만 장시간 같은 자세로 있다 보면 근육이 뭉칠 수 있으므로 스트레칭을 자주 실시하는 것이 좋다.

3 힘들다 이미 체형 불균형이 시작되었다고 볼 수 있다. 근육이 단축되어 체형이 변형되고 있으므로 평소 바른 자세를 갖도록 노력하고 집에서 꾸준히 속 근육을 단련시켜주는 운동을 실시한다.

4 꽤 힘들다 더욱 주의가 필요하다. 그대로 방치할 경우 전문적인 치료가 필요할 정도로 악화될 수 있다. 적극적인 자가 치료가 필요한 단계다.

5 너무 힘들다 병원에서 진단을 받아볼 것을 권한다. 이미 통증이 수반되는 경우가 대부분이며 치료를 병행할 필요가 있다.

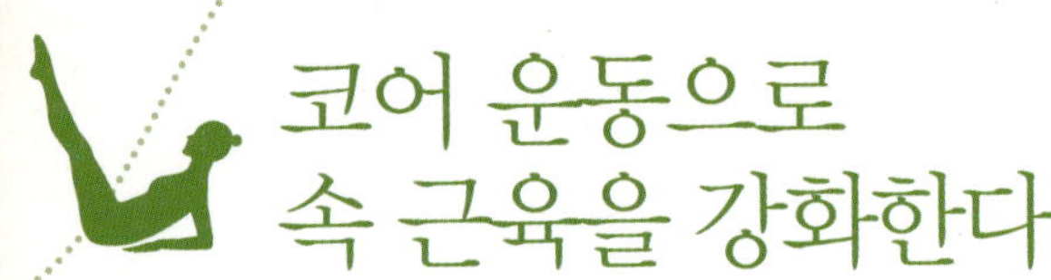

코어 운동으로
속 근육을 강화한다

🍃 코어 근육을 강화시키면 체중 감량 효과가 극대화된다

뼈와 관절을 잡아서 바른 자세를 만들어주는 속 근육 즉, 코어 부위 근육을 단련하면 체중 감량 효과를 극대화할 수 있다. 속 근육과 흔히 병용해서 사용되는 코어(Core) 근육은 중심부 혹은 핵심이라는 뜻 그대로 팔다리를 제외한 몸통 부위의 근육을 지칭한다. 등, 복부, 허리, 엉덩이, 골반이 모두 코어에 속하며, 척추를 잡아주고 몸통을 바로 세워주는 근육을 통칭한다. 코어 근육은 인간의 모든 동작에 관여하므로 이 근육들이 없다면 똑바로 서거나 앉을 수도 없다. 따라서 잘못된 자세와 비뚤어진 체형을 교정하기 위해서는 몸의 중심이 되는 척추를 바로잡을 수 있는 코어 근육을 강화시키는 것이 필수다.

그러나 코어 근육은 겉으로 보이는 근육이 아닌 몸 안쪽의 근육이기 때문에 일반적인 운동으로는 효과를 볼 수 없다. 웨이트 트레이닝은 겉 근육의 크기를 키우고, 걷기나 달리기 같은 유산소운동은 심폐 기능을 발달시키는 데 초점이 맞춰져 있다. 스트레칭 역시 근육을 이완시키는 효과가 있을 뿐 코어 근육을 강화시키지는 않는다.

실제로 울퉁불퉁한 빨래판 복근이 있어도 그 속의 코어 근육은 약화되어 있는 경우가 있다. 심지어 코어 근육이 약한 상태에서 무리하게 복근 운동을 하다 근골격계의 통증과 질환으로 병원을 찾기도 한다.

❧ 코어 운동은 아름다운 몸매를 만들어준다

웨이트 트레이닝이 순간적인 수축과 이완을 통해 근육 크기를 키운다면, 코어 운동은 저강도로 느리게 지속적으로 반복해야 원하는 속 근육을 단련시킬 수 있다. 코어 운동의 목표는 근육의 크기를 키우는 데 있지 않다. 한쪽 근육이 줄어들거나 늘어나게 되면 우리의 체형은 그에 따라 변하게 된다. 단축되거나 수축된 근육을 원상 복귀시켜 제 역할을 하도록 만드는 것, 이것이 바로 코어 운동의 목표다.

코어 운동은 원래 잘못된 습관으로 인해 생기는 근골격계 질환을 치료하기 위해 만들어진 재활 프로그램이다. 이유 없이 심한 피로에 시달리고 무기력증, 허리 통증, 경추와 척추가 변형되어 나타나는 증상 등 크고 작은 문제들을 해결하는 운동 프로그램이라고 할 수 있다.

코어 운동은 치료를 목적으로 만들어진 프로그램이기 때문에 어린이부터 노인에 이르기까지 누구나 쉽게 따라 할 수 있으며 관절과 인대에 무리를 주지 않으면서 스트레칭과 근육 강화 운동 효과를 동시에 얻을 수 있다. 한마디로 무리한 노력과 힘을 들이지 않고 건강하고 아름다운 몸매를 가꿀 수 있도록 도와주는 운동이라고 할 수 있다.

체중 감량 이상의 효과를 얻을 수 있다

한의학적으로 코어는 매우 중요한 부위이다. 한의학에서 가장 바람직한 인체의 상태는 두한족열(頭寒足熱)로 보는데, 머리는 차갑게, 발은 따뜻하게 해주면 신체 균형이 이루어져 건강을 유지할 수 있다는 것이다. 그런데 인체가 두한족열 상태를 유지하는 데 있어 가장 중요한 역할을 하는 부위가 바로 코어다.

인체에는 두 가지의 기운이 있다. 하나는 따뜻한 불의 에너지인 화기(火氣)이고, 다른 하나는 차가운 물의 에너지인 수기(水氣)다. 몸이 균형을 유지하고 최적의 건강 상태일 때, 수기는 위로 올라가 머리에 머물러 머리가 맑고 시원해지며, 화기는 아래로 내려가 복부에 위치해 장과 아랫배가 따뜻해진다. 이것이 수승화강(水昇火降)이다. 반대로 화기가 위로 올라가고 수기가 아래로 몰리면 균형이 깨져 각종 질병이 발생할 수 있다.

코어는 한의학에서 단전(丹田)에 해당하는 부위로, 생명의 중심이 되는 곳이다. 명문(命門)의 화가 일어나는 곳이라고 해서, 몸을 데우는 불의 근원으로 여긴다. 따라서 단전 부위인 코어를 단련하면 위로 치솟는 화기를 진정시켜주고 아래쪽으로 따뜻한 온기를 집중시켜 우리 몸을 조화롭고 건강한 상태로 유지할 수 있다. 한의학적으로도 단전 부위인 코어를 강화시키는 것은 전신 건강을 향상시킬 뿐 아니라, 신체 균형을 바로잡아 과도한 체지방이 쌓이지 않는 바람직한 상태로 만들어주는 것이다.

코어 근육에 해당되는 근육들은 주로 몸 안쪽의 경근(經筋)으로 본다. 경근이라 함은 경락이 흐르는 부위에 위치하고 있는 근육을 말하는데, 떨어져 있는 하나하나의 근육이 아닌 기능 단위의 근육을 의미한다. 즉 코어 근육을 강화한다는 것은 기능 단위인 몸 안쪽의 경근을 강화한다는 것으로, 코어 근육에 문제가 없어야 밖에서 흐르고 있는 혈맥(血脈)과 원활한 음양의 균형과 소통이 이루어지게 된다.

❧ 체형 교정 다이어트는 만성 통증에도 효과적이다

체형 교정 다이어트는 인체의 중심 골격을 바로잡아서 척추가 틀어지면서 생길 수 있는 각종 통증을 해결해주고 여러 가지 질환들을 예방해주는 효과가 있다. 자세와 체형 교정을 통해 목이나 어깨 부위 등이 경직되어 일어날 수 있는 편두통과 같은 질환이 사라지고, 긴장된 근육을 풀어주어 신경 전달 및 혈액순환을 돕고 심신을 편하게 안정시켜준다. 바른 자세를 통해 스트레스성 폭식이 줄어들면서 다이어트를 지속하는 데 실질적인 도움이 된다.

코어 운동을 하면 복부 근력이 강화되면서 하복부가 따뜻해진다. 이와 함께 각종 부인과 질환이 해소된다. 실제로 생리통 등으로 불편함을 겪었던 사람들은 체형 교정 다이어트를 통해 이런 문제들이 모두 사라졌다고 신기해한다. 생식기와 소화기가 자리 잡고 있는 코어의 힘이 강화되면 내부 장기까지 튼튼해져 변비와 소화불량 같은 소화기 질환도 사라진다.

체형을 교정한 것만으로 피로가 풀리고 숙면을 취할 수 있다. 평균 이상의 수면을 취하고 제때 식사를 하는데도 피곤하다면, 결정적 이유는 잘못된 자세인 경우가 많다. 잘못된 자세 때문에 근육이 뭉치면 뇌로 가는 혈액순환에 영향을 끼쳐 집중력과 기억력에도 문제가 생긴다. 코어 운동을 통해 몸속 순환이 촉진되면 몸에 쌓인 노폐물이 그때그때 배출되기 때문에 부기도 빠지고 피로도 온데간데없이 사라진다.

두통

의학적으로 두통의 원인은 수백 가지가 넘기 때문에 구체적인 원인을 찾는 것은 쉽지 않다. 하지만 잘못된 자세로 오랫동안 앉아 있거나, 피로하고 날씨가 추울 때 목이나 어깨 부위가 경직되는 경우라면 코어 운동이 효과가 있다. 목과 어깨 부위의 근육이 풀리면서 정체된 순환을 개선시켜 두통 증상이 완화될 수 있다.

부인병

복부의 코어 근육이 약해지면 골반을 지지하는 힘이 떨어져 골반이 앞으로 기울어지면서 내부 장기들도 앞으로 쏠린다. 특히 여성의 경우 코어는 자궁이 위치하고 있는 매우 중요한 부위로, 하복부 쪽으로 내부 장기가 쏠리면 혈액순환이 급격히 저하되어 여러 가지 부인병이 발생할 수 있다. 이런 경우 코어 운동을 통해 하복부가 따뜻해지면 생리통이나 생리불순이 완화된다.

변비

변비는 크게 대장의 수분이 말라서 오는 경우, 기력 자체가 부족해서 발생하는 경우, 그리고 대장 운동이 원활하지 못해서 발생하는 경우로 분류할 수 있다. 이 중에서 대장 운동이 원활하지 못한 경우에는 코어 운동을 통해 장이 원래의 위치로 당겨져 올라가면서 변비가 해소된다.

코어 운동을 통해 긴장된 근육을 그때그때 풀면 목과 어깨, 등, 허리 등의 통증을 감소시킬 수 있다. 또한, 전신 근육의 균형을 맞추기 때문에 이러한 통증을 근본적으로 예방할 뿐 아니라 재발을 막는다.

폐경기 이후 여성은 새로운 뼈가 만들어지는 속도보다 오래된 뼈가 없어지는 속도가 빨라지므로 골다공증이 생기기 쉽다. 코어 운동은 속 근육을 움직여 뼈로 자극을 전달함으로써 조골세포(경골을 만드는 세포)의 작용을 촉진시켜 골밀도를 높여준다.

요실금은 우리나라 여성의 40%가 경험할 정도로 흔한 질병이다. 주로 아이를 낳거나 골반 근육이 느슨해질 경우에 발생하는데, 평소 코어 운동을 지속적으로 실시하면 골반 근육이 강화되어 요실금을 예방할 수 있다.

근육의 피로도가 낮아지기 때문에 스트레스가 줄어든다. 스트레스성 두통이나 소화불량에 시달리던 사람은 체형 교정 후에 해소되는 경우가 많다.

평소 코어 근육이 긴장되어 있으면 위와 대장 운동이 저하되어 소화불량을 일으킬 수 있다. 코어 운동은 소화기를 건강하게 만들어 소화불량을 해소한다.

2

체형 교정 다이어트의 핵심은 코어 운동이다.
코어 운동을 통해 척추와 골반을 감싸고 있는 속 근육을 강화시키면
비뚤어진 체형이 제자리를 찾아가면서 살이 빠지기 시작한다. 코어 운동과 함께 체질에 맞는
적절한 식사요법을 병행하면 2개월 내에 체중의 10%를 감량하는 것이 어렵지 않다.

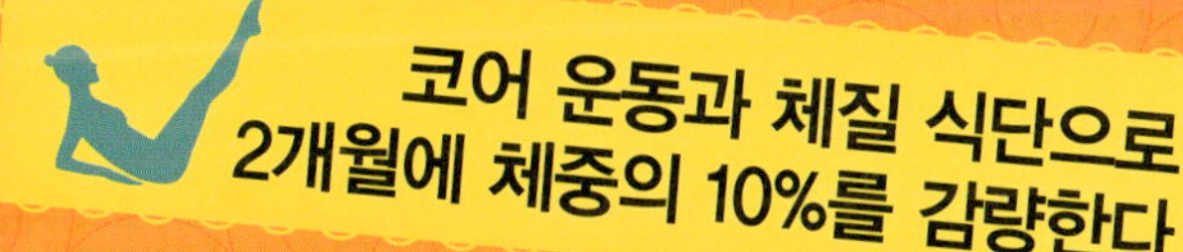

체형 교정 다이어트
이렇게 한다

체형별 코어 운동 프로그램을 실시한다

🍃 문제 체형에 맞춘 체계적인 프로그램이 필요하다

체형 교정을 하는 데 있어 가장 중요한 것은 습관처럼 굳어진 잘못된 자세를 바로잡는 것이다. 그러나 체형은 장기간에 걸쳐 서서히 변형되기 때문에 자세를 고쳐 체형까지 바로잡는 데는 시간이 걸릴 수밖에 없다. 따라서 다이어트를 위해서는 비교적 짧은 시간에 체형을 바로잡을 수 있는 좀 더 적극적인 체형 교정 운동이 필요하다.

체형 교정 다이어트의 핵심은 코어 운동이다. 코어 운동을 통해 몸통 부위의 근육을 단련시키면 뼈를 감싸고 있는 근육의 힘이 회복되어 비뚤어진 체형이 제자리로 돌아가게 된다. 단, 몸이 많이 비뚤어진 사람은 너무 힘든 지점까지 동작을 반복하면 통증이 더 심해질 수 있으므로 통증이 생기지 않는 범위에서 강도를 조절해서 실시해야 한다.

인간은 이상적인 상하좌우 균형 상태로 태어나지만, 성장기를 거치면서 생활 습관이나 환경에 따라 경추와 척추, 골반의 위치가 변형되면서 점차 체형이 불균형해진다. 인체는 유기적으로 연결되어 있기 때문에 한곳에서 변형이 시작되면 도미노처럼 다른 곳으로 번져간다. 따라서 개인의 증상과 처한 환경을 파악하여 체형 불균형이 시작된 문제 부위를 우선적으로 해결하는 것이 필요하다. 자신의 문제 체형에 초점을 맞춘 체계적인 운동 프로그램이 필요한 이유다.

코어 운동의 장점은 시간과 공간의 구애를 받지 않고 누구나 손쉽게 할 수 있다는 데 있다. 사실, 체중 감량을 위해 운동을 해야 한다고 하면 많은 사람이 부담스러워한다. 매일 1시간씩 운동 시간을 내는 게 여간 번거롭지 않을뿐더러 웬만한 각오와 의지로는 일주일을 지속하는 것도 쉽지 않다.

그러나 코어 운동은 틈나는 대로 10분, 15분씩 쪼개서 실시해도 상관없다. 실제로 예전에는 체중 감량 효과를 얻기 위해서는 40분 이상 운동을 지속해야 한다고 알려졌었지만, 최신 연구 결과에 의하면 운동을 한 번에 오래 하든, 조금씩 자주 하든 큰 차이가 없다고 보고되어 있다.

체형 교정 다이어트에서 제안하는 체형별 코어 운동 프로그램은 단계별로 네 가지 동작으로 구성되어 있다. 준비 스트레칭 10분, 본 운동 30~40분, 정리 스트레칭 10분, 모두 합쳐 50분~1시간 정도면 충분하다. 한 번에 네 가지 동작을 모두 실시해도 좋지만, 시간이 날 때마다 한두 가지 동작씩 실시해도 효과는 똑같다. 한두 가지 동작만 10분 내에 짧게 실시한다면 스트레칭을 본 운동 앞뒤로 3분 정도씩 뭉친 근육 중심으로 실시하면 된다. 코어 운동은 근육의 크기를 키우는 운동이 아니라, 자세유지근을 튼튼하게 만드는 운동이므로 짧게라도 매일 실시하는 것이 무엇보다 중요하다.

4가지 체형별 진단, 나는 어떤 체형일까?

　사람은 살아온 습관에 따라 체형이 다르기 때문에 살찌는 부위도 다르다. 체형 교정 다이어트에서는 잘못된 자세 유형에 따라 크게 네 가지 체형으로 나눈다. 자신의 체형 문제를 확인한 후, 그에 맞는 코어 운동 프로그램을 실시하도록 하자.

　우선, 거북이형 체형이 있다. 컴퓨터 작업을 많이 하는 사람들에게서 흔히 나타나며, 구부정한 자세 때문에 목이나 어깨, 등살, 팔뚝 등 상체에 주로 살이 찐다. 하이힐을 자주 신거나 엉덩이를 뒤로 빼고 걷는 습관이 있는 여성에게 흔한 것은 캥거루형 체형이다. 상체보다는 복부에 체지방이 축적되기 쉽고, 운동 부족으로 복근이 약해진 경우에도 캥거루형 체형이 될 수 있다. 문제는 캥거루형 체형을 교정하지 않고 방치하면 전신 비만이나 O자 다리로 발전할 수 있다는 점이다.

　거북이형 체형과 캥거루형 체형의 생활 습관을 모두 가지고 있다면 거미형이 될 수 있다. 거미형은 팔다리에 비해 상대적으로 몸통이 비만한 상태로, 장시간에 걸쳐 비만이 진행된 경우라고 할 수 있다. 다이어트를 위해 운동을 실시하면 뼈와 관절에 무리가 갈 수 있으므로 주의가 필요하다. 마지막은 유독 하체가 튼실한 개미형이다. 특히 젊은 여성들에게 많이 나타난다. 원인은 다양하지만 체형이 원인이라면 다이어트 없이 체형 교정만으로 하체 비만 문제가 해결되는 특징이 있다.

자신이 어떤 체형 유형에 속하는지 확인하는 것은 어렵지 않다. 전신 거울을 보며 비뚤어진 부위나 처진 군살 부위를 확인하거나 평소 통증이 느껴지는 부위로 누구나 쉽게 자신의 체형을 구분할 수 있다.

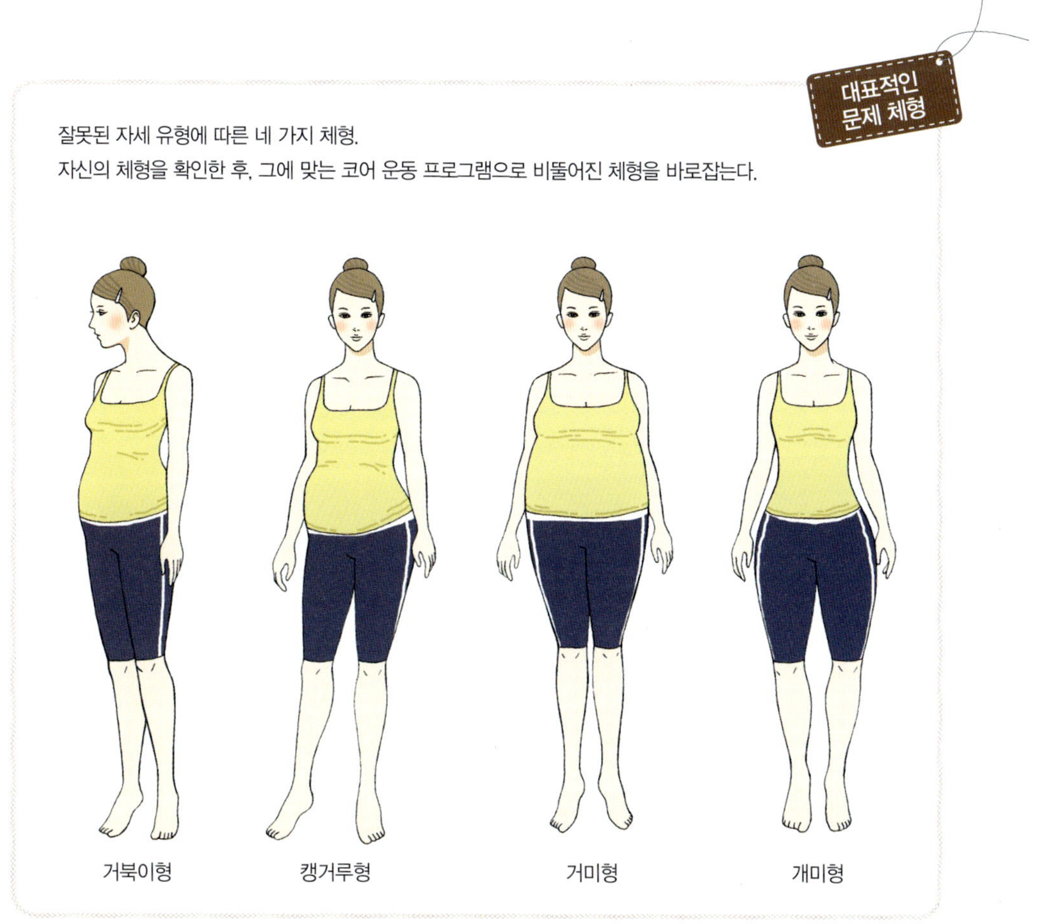

잘못된 자세 유형에 따른 네 가지 체형.
자신의 체형을 확인한 후, 그에 맞는 코어 운동 프로그램으로 비뚤어진 체형을 바로잡는다.

말 그대로 거북이처럼 목이 앞으로 나와 있고 어깨가 굽어 있는 체형이다. 특히 컴퓨터 작업을 많이 하거나 책상에 오래 앉아 있는 사람에게 주로 나타난다. 장시간 이런 자세를 취하면 목 뒤쪽과 등에 살이 찌거나 팔이 두꺼운 체형으로 변하게 된다. 또한 목과 어깨 주변의 관절이 굳어지면서 지속적으로 목과 어깨에 통증이 생기며, 심할 경우에는 머리 뒤쪽으로 당기는 듯한 통증이 오기도 한다. 어깨보다 귀가 앞쪽으로 2.5cm 이상 나와 있을 경우 거북이형 체형으로 진단할 수 있다.

☐ 책상에 앉아 있는 시간이 많다.

☐ 평발이다.

☐ 일자목이다.

☐ 자세가 구부정하다.

☐ 추위를 잘 탄다.

☐ 만성 소화불량이 있다.

☐ 유독 뱃살이 심하다.

살을 빼도 소용없던 부분 비만이 사라졌어요

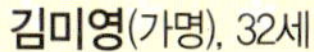

김미영(가명), 32세

방송 작가로 일하고 있는 김미영 씨는 컴퓨터 앞에서 원고 작업을 하는 시간이 많은지라, 목이 앞으로 빠져 있는 전형적인 거북이형 체형을 보였다. 평소 목과 어깨 부위의 극심한 통증과 편두통에 시달리고 있었으며, 구부정한 자세 때문에 무기력하고 우울해 보였다. 수많은 다이어트를 시도한 결과, 어느 정도 체중 감량에는 성공했지만 상체, 특히 팔뚝과 옆구리 부위의 비만이 해소되지 않는다고 하소연하였다.

방송 작가라는 직업 특성상 식습관도 매우 불규칙하였다. 세끼를 규칙적으로 먹지 못하고, 시간이 날 때마다 한 번에 몰아서 먹는 폭식 습관이 있었다. 그나마도 밀가루 음식으로 대체하는 일이 잦았다. 과중한 스트레스를 음주를 통해 해소하는 편이라 복부 비만도 동반된 상태였다. 반복된 굶는 다이어트로 체력이 많이 저하돼 있었으며, 항상 피곤함을 느끼고 있었다.

불규칙한 식습관과 폭식은 개선이 시급한 상태였다. 우선, 하루 세끼를 규칙적으로 먹으면서 식사량을 평소의 2/3 정도로 줄이도록 하였다. 아침을 먹기 시작하면서 저녁 식사량이 줄어들었고, 폭식도 사라졌다. 평소 즐겨 먹던 빵이나 국수 등 밀가루 음식을 제한했지만 제대로 된 식사를 하게 되면서 큰 어려움 없이 식습관을 교정해 나갈 수 있었다.

체형 교정을 위해 거북이형 체형에 맞춘 코어 운동을 처방하였다. 평소 본인이 집에서 다이어트를 위해 실시했던 트레드밀과 코어 운동을 격일로 실시하도록 했다. 처음에는 복부 위주로 강화 운동을 하였고, 어느 정도 코어에 힘이 생기고 골반의 위치가 잡혀가면서, 구부정한 자세를 바로잡아주도록 등 부위 강화 운동을 실시하였다.

식습관 교정과 코어 운동을 시작한 지 2개월 후 결과는 만족스러웠다. 구부정한 자세에서 비롯된 만성적인 통증과 자신감 없어 보이는 인상이 좋아졌고, 등과 옆구리의 군살이 빠지기 시작했다. 무엇보다 몸이 건강해지면서 삶이 즐거워지고 새로운 의욕들이 다시 생기기 시작했다는 점에 그녀는 만족해했다.

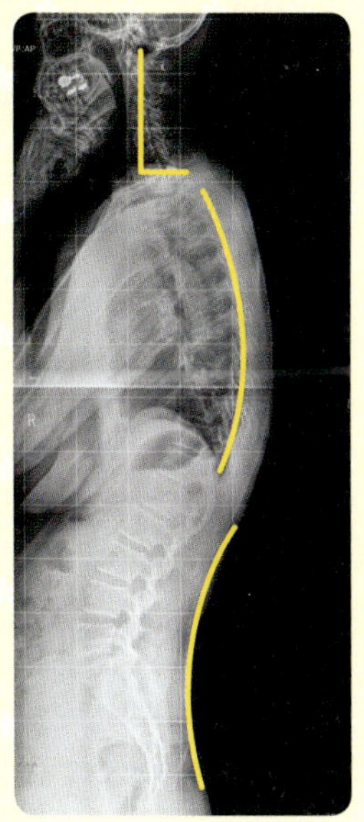

다이어트 전

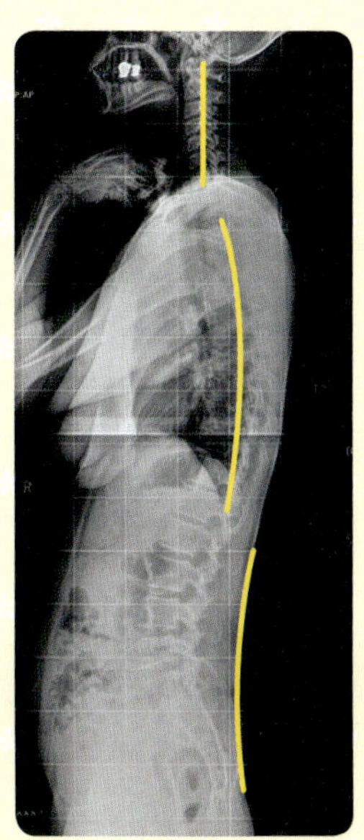

2개월 후

	다이어트 전	1개월 후	2개월 후
체중(kg)	63	57	55
허리둘레(cm)	79	74	70

엉덩이는 뒤로 튀어나오고 배꼽 주변과 아랫배가 볼록 튀어나온 체형이다. 평소 굽이 높은 구두를 오래 신거나 의자에 엉덩이를 뒤로 빼고 앉는 습관이 있으면 골반이 앞으로 기울어지면서 배가 나온 자세가 된다. 이처럼 엉덩이는 뒤로 빼고 배를 앞으로 내민 자세를 오래 유지하면 복부나 허벅지에 살이 찌거나 O자 다리로 변할 수 있다.

전체적으로 보면 날씬하지만 유독 복부만 두툼한 마른 비만의 경우도 캥거루형 체형에 가깝고, 평소 운동을 하지 않아서 복근이 약해진 경우에 캥거루형 체형이 될 수 있다. 이 경우 허리에 통증을 동반하는 경우가 흔하며, 생리통이나 변비로 불편함을 겪을 수 있다.

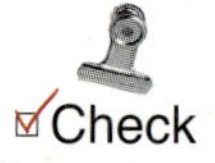

- □ 서서 일하거나 걷거나 뛰는 일이 많다.
- □ 저녁이 되면 팔다리가 붓는다.
- □ 굽이 높은 구두를 자주 신는다.
- □ 배꼽 주변과 아랫배로 뱃살이 몰려 있다.
- □ 엉덩이가 뒤로 튀어나왔다.
- □ 평소 요통이 있다.
- □ 다이어트를 해도 아랫배는 그대로다.
- □ 아랫배가 차거나 생리통이 심하다.

실패만 했던 다이어트, 드디어 성공했어요

한연경(가명), 21세

미국에서 공부 중인 한연경 씨는 유학 중 극심한 스트레스와 우울증으로 폭식 습관이 시작되었고, 탄산음료, 케이크, 쿠키, 샌드위치 등으로 끼니를 때우는 일이 잦았다. 학기 중에 증가한 체중을 방학 때 귀국해 각종 다이어트로 감량하는 것이 매학기 반복되었다. 과거, 식욕억제제 복용, 경락, 수지침 다이어트, 덴마크 다이어트 등으로 체중 감량을 시도했었고, 내원 당시 단식원에서 다이어트를 하던 중이라 체력이 많이 떨어져 가벼운 운동도 힘든 상태였다.

한눈에도 체형 불균형이 파악되었다. 오른쪽 골반은 위로 올라가고, 오른쪽 어깨는 내려가 있었고, 척추가 휘면서 고개는 살짝 우측으로 기울어져 있었다. 골반이 앞으로 기울어져 복부 비만이 두드러져 보였다. X-ray 검사 역시, 골반이 앞뒤 좌우로 틀어져 있었다. 골반이 틀어지면 골반에서 시작하는 코어 근육에 문제가 생겨 몸 전체의 균형이 깨지고 하복부의 에너지 대사 능력이 떨어져 복부 비만이 심해질 수 있다. 따라서 추나요법과 코어 운동으로 골반의 수평을 맞추고 코어 근육을 강화시키며 식습관 교정도 병행했다. 단식원에서 굶는 다이어트를 하던 중이라 3주간 미음으로 시작해 서서히 일반 식사로 바꿔가는 대신 식사량을 2/3로 줄이고 운동 위주로 다이어트를 진행했다.

2개월 후 골반이 제자리를 찾아가면서 복부 비만이 해소되고, 코어 운동을 통해 탄탄한 S라인으로 변했다. 또한 체력이 좋아지면서 피로감이나 무기력감도 사라졌다. 체형 교정 다이어트를 통해 대사율을 높였기 때문에 이후 방학 때 체지방 측정을 위해 병원을 찾았을 때도 급격한 체중 변동이 없었다.

	다이어트 전	1개월 후	2개월 후
체중(kg)	67	62	57.2
허리둘레(cm)	85	79	71

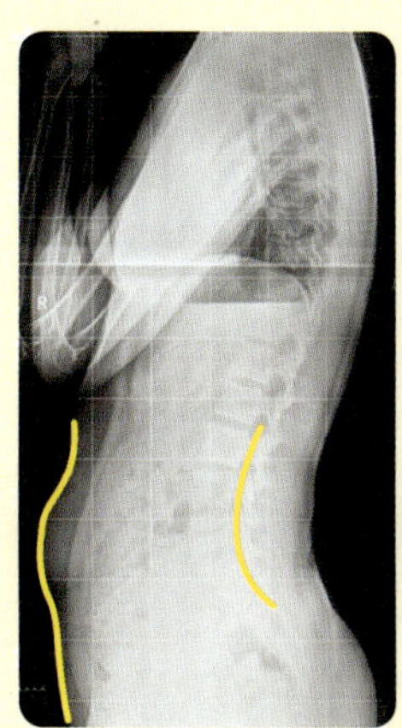

다이어트 전

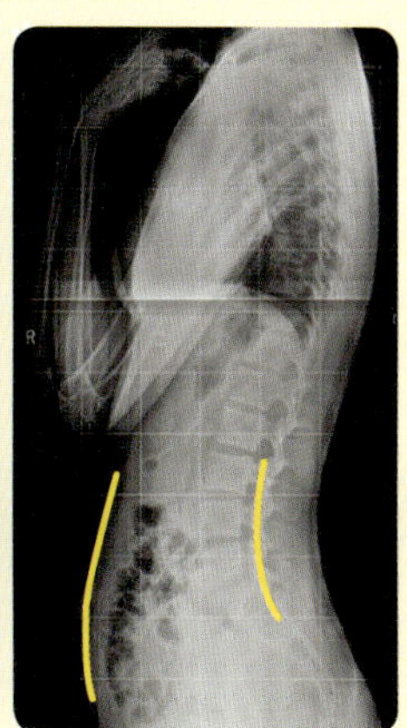

2개월 후

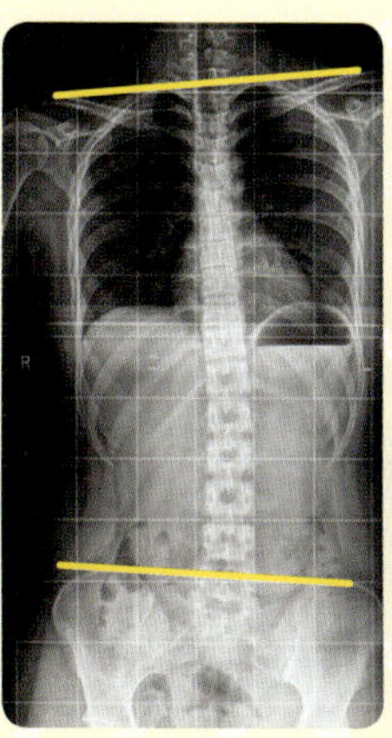

다이어트 전

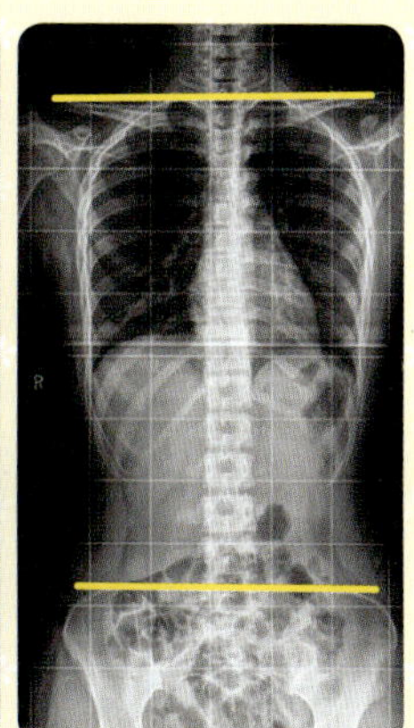

2개월 후

거북이형 자세와 캥거루형 자세를 모두 가진 사람이 체형 문제를 치료하지 않으면 전신 비만으로 진행되면서 거미형 체형을 갖게 될 수 있다. 이 경우 몸통 부위만 집중적으로 뚱뚱해지며 상대적으로 팔과 다리는 빈약한 거미형 체형이 된다. 거북이형과 캥거루형의 잘못된 습관을 함께 가지고 있으면서 기본적으로 운동을 거의 하지 않는 사람에게 거미형 체형이 나타나기 쉽다. 거미형 체형은 내장지방이 많으며, 고혈압, 당뇨병, 고지혈증 등을 동반하는 경우가 많다.

일단 거미형 체형으로 진행되면 어깨와 무릎 등 전신에 걸쳐 통증이 나타나기 때문에 체중 감량을 위해 운동을 시작해도 지속하기는 쉽지 않다. 결국 잘못된 자세와 운동 부족이 지속되면서 점점 더 체중이 늘고 체형이 굳어지는 악순환에 빠지게 된다.

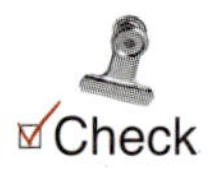

□ 상체가 구부정하다.

□ 하루의 대부분을 의자에 앉아서 생활한다.

□ 고도비만이다.

□ 적정 체중을 초과한 지 3년 이상 되었다.

□ 운동을 거의 하지 않는다.

□ 운동을 하면 근육통이나 관절통이 생긴다.

□ 몸통에 비해 팔다리가 얇다.

□ 다이어트를 수없이 해봤지만 효과가 없거나 요요현상으로 실패하였다.

"엉망으로 망가진 몸과 건강이 회복됐어요

여은미(가명), 29세

교사로 재직하다 건강상의 이유로 휴직 중이라는 여은미 씨는 한눈에도 비만 문제가 심각해 보였다. 특히 처음 보는 사람은 임신부로 오해할 만큼 불룩한 배가 눈에 띄었다. 20대 초반부터 신경안정제를 장기 복용하던 것이 비만의 시작이었다. 신경안정제는 장기간 복용하면 체중 증가가 일어날 수 있어 주의가 필요한 약물이다. 이미 당뇨병, 고혈압, 지방간, 조기 폐경, 불면증 등 여러 가지 질환으로 정상적인 생활이 불가능한 상태였다. 정서적으로도 매우 불안했고 무기력하고 자신감이 없었다. 체형 문제도 심각했다. 배가 앞으로 나오고 허리가 들어간 요추 전만도가 상당히 진행되었으며, 등도 구부정하게 굽어 있었다. 요통, 어깨 통증, 무릎 통증까지 있어 운동하기도 어려운 상태였다.

전반적으로 탄수화물 섭취가 굉장히 높았으며, 특히 끼니때마다 흰밥을 두 공기 이상 먹는다고 했다. 우선, 흰밥을 잡곡밥으로 바꿔 한 공기만 먹도록 하면서 부족한 양은 섬유질이 풍부한 채소나 두부 등의 식물성 단백질로 보충하도록 하였다. 체형 교정을 통해 스트레스가 해소되고 몸이 가벼워지기 때문에 식사 조절을 병행해도 환자들이 어려움 없이 잘 따라온다.

운동은 호흡법부터 시작했다. 평소 숨도 잘 쉬어지지 않는다고 답답함을 호소했지만, 흉식과 복식 호흡을 합친 코어 호흡법을 통해 짧고 얕았던 호흡이 안정적으로 바뀌었다. 호흡근에 힘을 줄 수 있게 되면서 복부 근육에도 자연스럽게 힘이 들어가기 시작했다. 무릎 통증이 있었으므로 주로 매트에 누워 낮은 강도로 복부 근육 안정화 및 골반 관련 근육 강화 운동을 진행하였다.

한 달 후 허리와 무릎 통증 등이 완화되면서 유산소운동을 병행할 수 있게 되었다. 고도비만 환자는 체중 감량을 많이 해야 하므로 코어 운동과 함께 체지방 감량에 효과적인 걷기나 실내 자전거 타기 같은 유산소운동을 실시하는 것이 효과적이다. 처음에는 숨도 제대로 쉬기 힘들어했지만, 시간이 지나면서 체중이 빠지고 속 근육이 강화되면서 점차 높은 강도의 운동을 소화할 수 있었다.

	다이어트 전	1개월 후	2개월 후
체중(kg)	78	72.5	68.7
허리둘레(cm)	96	90	87

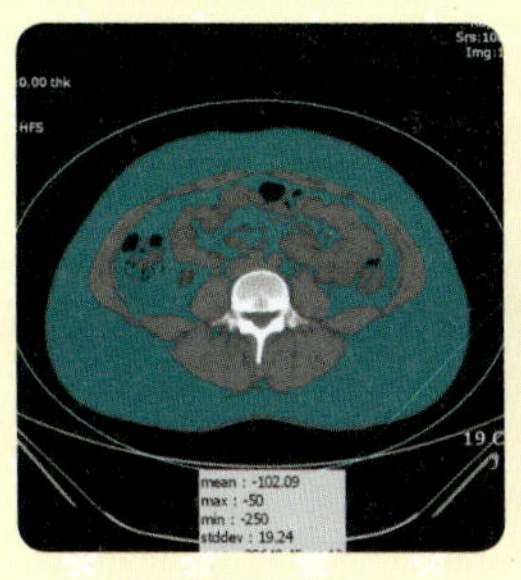

다이어트 전

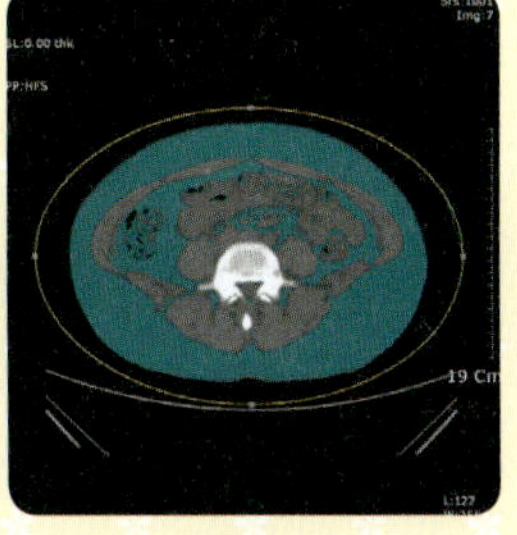

2개월 후

엉덩이와 허벅지가 유독 뚱뚱해 보이는 체형으로, 평소 오래 서 있거나 굽이 높은 신발을 즐겨 신는 사람에게 많이 나타난다. 지방이 축적된 경우, 근육이 발달한 경우, 골격이 틀어진 경우, 부종이 심한 경우 등으로 나누어진다. 대개 이런 이유가 복합적으로 연관돼 발생하는 경우가 많고 유전적인 영향이 커서 치료가 가장 어렵다.

그러나 개미형 체형을 교정하지 않고 그대로 방치하면 점점 더 허벅지 양쪽이 튀어나오고, 엉덩이 아랫부분이 튀어나와 엉덩이가 처져 보일 수 있다. 여기서 그치지 않고 O자 다리가 더욱 심해지거나 무릎과 발 부위의 통증까지 발생할 수 있다. 교정이 가장 어려운 체형이지만 골격이 틀어진 경우라면 별다른 다이어트를 하지 않아도 체형 교정만으로 처진 엉덩이가 올라가고 허벅지가 가늘어지는 효과를 얻을 수 있다는 장점이 있다.

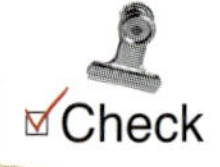

□ 상체에 비해 하체가 발달한 체형이다.

□ 허벅지 바깥쪽에 살이 쪘다.

□ 다이어트를 해도 하체 비만이 해소되지 않는다.

□ 엉덩이가 처졌다.

□ O자 다리다.

□ 평소 청바지보다는 치마나 통 넓은 바지를 자주 입는다.

□ 다리에 근육이 아주 많거나 거의 없다.

□ 오래 서 있으면 다리가 저리거나 잘 붓는다.

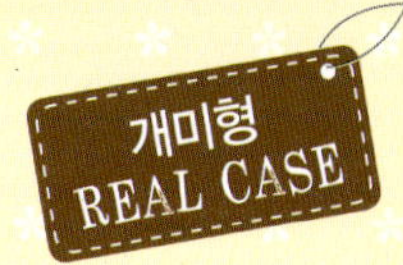

지긋지긋한 하체 비만이 사라졌어요

신연희(가명), 27세

병원을 찾은 신연희 씨는 학원 강사를 시작한 후 4년 동안 15kg 넘게 체중이 늘어났다고 하소연했다. 한눈에 보기에도 엉덩이와 허벅지에 살이 많이 찐 전형적인 하체 비만이었으며, 특히 양쪽 골반 높이와 다리 길이가 눈에 띌 정도로 차이가 났다.

오후부터 늦은 밤까지 수업해야 하는 학원 강사라는 직업 특성상 서 있는 시간이 많다는 점과 불규칙한 식사 시간과 수면 패턴이 가장 큰 문제였다. 밤늦게까지 수업을 하다 보니 자연히 늦게 일어나게 되고, 오후 수업 시작 전에 간단히 첫 식사를 하는 경우가 많았다. 수업이 계속 이어지기 때문에 저녁은 분식류를 시켜 대충 먹고, 퇴근 후 12시가 넘어 집에서 초콜릿과 같은 군것질거리로 스트레스를 해소하고 있었다.

우선, 불규칙한 생활 방식을 바로잡는 것이 시급했다. 퇴근 후에는 최대한 일찍 잠자리에 들고, 가능한 일찍 일어나 걷기와 같은 간단한 유산소운동으로 하루를 시작하도록 했다. 아침에 밥을 챙겨 먹는 것을 부담스러워해 시리얼과 무지방 우유, 과일 등으로 대체했다. 대신 점심은 반드시 집에서 잡곡 위주의 한식으로 먹도록 했다. 하체 비만인 경우에는 부종을 막고 대사 능력을 높이기 위해 저염식 식사를 하고 밀가루 음식을 제한하는 것이 중요하다. 특히 밀가루 음식은 장을 차게 만들어 혈액순환을 방해하므로 하체 비만이 심해질 수 있다.

식습관 교정과 함께 비뚤어진 골반을 바로잡기 위한 추나 치료와 코어 운동을 했다. 골반 주변 근육의 스트레칭으로 하체 부종을 최소화시키면서 하복부 강화 운동으로 코어를 단련시켜 하체의 혈액순환을 촉진시켰다. 하체 비만은 일반적인 다이어트를 통해 효과를 보기 어려운 체형 중 하나지만, 체형 교정 다이어트로 접근하면 만족할 만한 정도로 하체 사이즈를 줄일 수 있다.

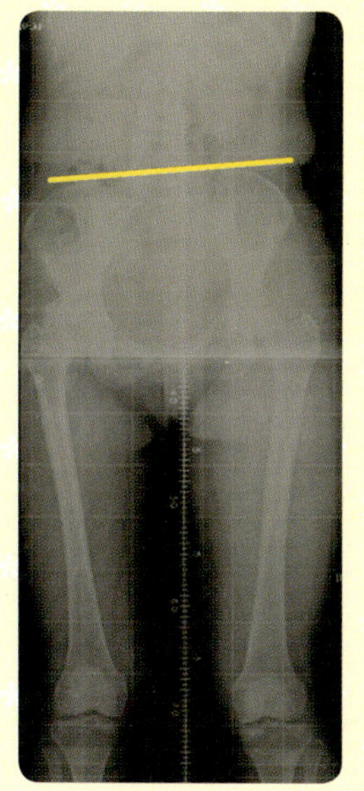

다이어트 전

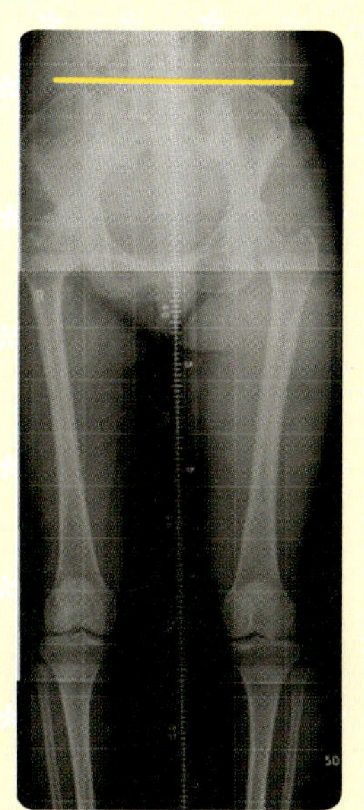

2개월 후

	다이어트 전	1개월 후	2개월 후
체중(kg)	65.7	60.5	58
허리둘레(cm)	76	74	71
허벅지 둘레(좌/우, cm)	61/62	57/58	55/55

건강한 식생활은 다이어트의 기본이다

바른 자세 습관과 코어 운동으로 비뚤어진 체형을 바로잡으면 대사 기능이 높아져 체중 감량이 일어난다. 그렇다고 아무거나 먹어도 살이 빠진다는 뜻은 아니다. 남들과 비슷하게 식사를 하는데도 살이 찌거나, 한 번 찐 살이 좀처럼 빠지지 않는다면 체형 교정이 필요하다는 뜻으로 이해해야 한다. 물론, 경도 부분 비만이나 체형 불균형으로 인한 하체 비만이라면 체형 교정만으로 문제를 해결할 수 있지만, 적극적인 체중 감량이 필요한 상태라면 반드시 식사 조절을 병행해야 한다.

하루 세끼를 챙겨 먹어라

다이어트의 기본은 하루 세끼를 반드시 챙겨 먹는 것이다. 규칙적인 식습관이 생겨야 비로소 정상적인 신진대사가 이루어져 체지방이 빠지기 쉬운 상태가 된다. 하루 세끼를 먹으면서 식사량을 서서히 줄여나가야 한다. 다이어트를 시작하자마자 지나치게 식사량을 줄이면 공복감이 심해져 폭식을 하기 쉽고, 대사율이 떨어져 적게 먹어도 좀처럼 체중 감량이 일어나지 않게 된다.

다이어트 첫 주에는 식사량을 평소의 80% 정도로만 줄이면 적당하다. 이후 식사량을 50%까지 줄여보고, 지나치게 배가 고프거나 기운이 없어 일상생활이 불편하다면 식사량을 다시 조절하는 것이 좋다. 무조건 칼로리를 계산하기보다는 하루 세끼를 밥과 반찬으로 얼마나 균형 잡힌 식사를 하느냐가 더 중요하다.

단순 탄수화물을 줄여라

식사 시 양질의 단백질을 충분히 섭취하고 복합 탄수화물 위주로 식단을 구성하는 것이 좋다. 일반적으로 다이어트를 할 때는 고기를 피해야 한다고 생각하지만, 다이어트의 가장 큰 적은 밀가루나 설탕과 같은 단순 탄수화물이다. 지방이 적은 단백질, 즉 살코기는 근육을 만들어주는 재료이자 공복감을 덜어주는 식품으로, 오히려 다이어트에 도움이 된다.

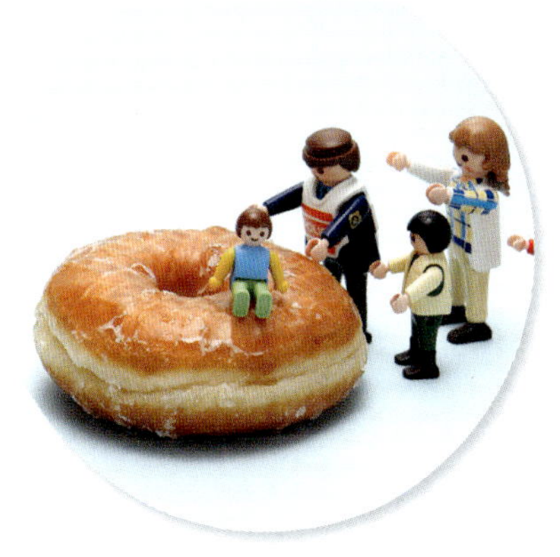

단순 탄수화물의 섭취를 줄이는 것도 중요하지만 복합 탄수화물의 섭취를 늘리는 것 또한 중요하다. 복합 탄수화물은 간단히 말해 몸에 좋은 탄수화물로, 섬유질이 풍부하게 함유된 잡곡류, 콩류, 견과류, 해조류 등이고, 섬유질이 부족한 단순 탄수화물은 흰쌀, 흰 밀가루, 과자, 빵, 설탕 등 정제 · 가공된 탄수화물 식품이다. 복합 탄수화물은 체지방으로 쉽게 전환되지 않지만, 단순 탄수화물은 쉽게 체지방으로 전환되기 때문에 다이어트의 적으로 간주된다. 체중 조절을 위해서는 흰 빵보다는 통밀 빵, 국수보다는 잡곡밥처럼, 가급적 정제되지 않은 자연 그대로의 탄수화물 식품을 찾아 먹는 것이 좋다.

❧ 술은 무조건 피해라

다이어트를 한다면 술은 무조건 피하는 것이 상책이다. 술 자체의 칼로리가 높기도 하지만 함께 먹는 안주의 칼로리도 엄청나고, 술에 취하게 되면 포만 중추가 제 기능을 하지 못해서 과도한 음식 섭취를 막을 수 없다. 피할 수 없는 자리라면 맥주나 막걸리, 샴페인과 같은 발효주보다는 소주나 양주 같은, 알코올 함량은 높지만 당분은 포함되어 있지 않은 술이 체중 조절에 상대적으로 유리하다.

술을 마실 때 물을 자주 섭취하면 알코올 농도도 낮아지고 포만감도 유지되어 술과 안주를 적게 먹게 된다. 기름진 안주는 가능한 피하는 것이 좋고, 두부나 생선과 같은 고단백 안주를 먹는 것이 다른 안주에 비해 체중 증가의 위험이 낮다.

❧ 물을 자주 마셔라

평소에 물을 자주 마시면 공복감이 줄어들고 수분 대사로 인해 에너지 소비량이 많아질 뿐 아니라, 수분과 함께 노폐물이 배출되어 피부 건강에도 도움이 된다. 성인의 경우 하루 평균 1.5~2ℓ 이상의 물을 섭취하는 것이 적당하다. 다만, 사람에 따라 과다한 수분 섭취는 부종을 유발하거나 몸에 부담이 될 수 있으므로 자신의 몸 상태에 맞춰 적당히 조절해야 한다.

다이어트 식습관 7가지 원칙

1 하루 세 번 규칙적으로 식사한다

규칙적인 세끼 식사는 다이어트의 기본이다. 체내 대사율을 높일 뿐 아니라 폭식을 줄여주어 식사량 조절에 도움을 준다.

2 식사량은 천천히 줄인다

식사량을 평소의 2/3 정도로 줄이면 적당하다. 처음부터 지나치게 식사량을 줄이면 대사율이 떨어지고 폭식을 하게 될 가능성이 높아진다.

3 단백질 식품을 충분히 섭취한다

기름기 없는 살코기, 생선, 두부 등의 단백질 식품을 매 끼니 섭취한다. 단백질 식품은 포만감을 오래 유지시키고, 근육을 생성시켜 다이어트에 도움이 된다.

4 단순 탄수화물을 피한다

체지방으로 쉽게 전환되는 흰쌀, 흰 밀가루, 흰 설탕 등의 단순 탄수화물은 다이어트의 적이다. 천천히 소화, 흡수되는 잡곡, 채소, 해조류, 버섯류 등으로 탄수화물을 섭취한다.

5 인스턴트식품을 피한다

영양보다는 칼로리만 높고 정제된 음식들이 많으므로 다이어트식으로는 피해야 한다. 특히 잦은 다이어트로 인해 기초대사량이 떨어져 있다면 인스턴트식품을 조금만 먹어도 살이 많이 찔 수 있다.

6 외식을 삼간다

조미료나 식품첨가제 등의 섭취를 피하기가 쉽지 않지만, 식품첨가제는 우리 몸에 독소로 작용해 기혈순환을 방해할 뿐 아니라 자극적인 맛으로 과식을 유발하므로 되도록 외식을 삼간다.

7 맵고 짠 음식을 먹지 않는다

맵고 짠 음식은 식사량을 늘리고, 수분을 몸속으로 끌어들여 부종을 일으킨다.

체질에 맞는 음식을 먹는다

일반적으로 다이어트에 도움이 되는 음식이라고 알려진 것도 체질에 따라서는 도움이 안 될 수 있다. 다이어트를 위해 소양인이 매일 닭고기를 먹거나, 소음인이 매 끼니 생채소 샐러드를 먹는 것은 권할 만한 일이 아니다.

한의학에서 사람은 체질에 따라 장부(臟腑)의 크고 작음이 다르므로 그것에 따라서 인체 밖으로 드러나는 기운도 모두 다르다고 본다. 따라서 체질에 따라 개인의 성향이나 좋은 음식, 나쁜 음식, 아픈 곳에 차이가 있다. 각자 체질에 맞는 음식을 섭취하면 약을 따로 먹을 필요가 없으며, 반대로 몸에 맞지 않는 음식은 도리어 해가 된다. 체질에 맞지 않는 음식을 지속적으로 섭취하면 독소와 노폐물이 쌓여 올바른 기혈순환의 장애를 일으켜 부종이 생기고, 지방 대사에도 문제가 생겨 살이 찔 수 있다.

체질에 맞는 음식은 기본적으로 먹으면 탈이 나는 법이 없고, 체질에 맞지 않는 음식은 소화가 안 되는 등 이상 증세를 일으킬 수 있다. 그래서 사람들은 평소 좋아해서 자주 먹는 음식이 자기 체질에 잘 맞는 음식이라고 착각하기도 한다. 그러나 건강할 때는 그 음식이 체질에 맞건, 맞지 않건 크게 탈이 나지 않는다. 반면, 스트레스를 받거나 피로해서 면역력이 떨어져 있거나 나이가 들어 소화력이 예전만 못할 때에는 체질에 맞지 않는 음식이 문제를 일으킬 수 있다. 따라서 자신의 체질을 알아보고 평소 식습관을 살펴볼 필요가 있다.

평소 식생활을 살펴보아 자신의 체질과 크게 맞지 않는 음식을 습관적으로

많이 먹고 있다면 식생활을 조절할 필요가 있다. 그러나 어떤 체질은 어떤 식품
이 좋다고 말할 때, 반드시 그것만 먹고 다른 것은 먹어서는 안 된다는 뜻으로
받아들여서는 곤란하다. 체질에 맞는 식재료 위주로 식사하되, 다른 것을 보조
적으로 먹으면서 보완하라는 뜻이다. 결국, 식사요법에 있어서는 필수 영양소
들이 적절하게 배합된, 열량이 낮은 식사를 하는 것이 가장 안전하고 좋은 방법
이다.

살이 찌는 체질이 따로 있을까?

에너지 소모를 위해 운동을 하게 되면, 심장의 박동이 빨라지고 호흡이 가빠지며 땀이
나고 에너지가 소모되면서 생기는 노폐물을 소변을 통해 배설하게 된다. 에너지 축적
을 위해 음식을 먹으면, 이를 위장과 장에서 소화, 흡수하고 간장은 이를 다시 해독하여
에너지로 사용할 것은 사용하고 잉여분은 지방 등의 상태로 바꾸어 보관한다.

어떤 체질은 체질적으로 에너지 소모와 배설의 기능이 상대적으로 강하여 지방으로
축적되기 전에 대부분의 양을 에너지로 소모하여 쉽게 체중이 증가하지 않는다. 또 어
떤 체질은 소화, 흡수 기능이 에너지 소모 기능보다 상대적으로 강해 쉽게 체중이 증
가한다.

한의학에서 흔히 인용되는 사상체질에는 태양인, 태음인, 소양인, 소음인의 네 가지 체
질이 있다. 이 중 폐(肺)의 기능은 강하고 간(肝)의 기능이 약한 태양인과 신(腎)의 기능
은 강하고 비(脾)의 기능은 약한 소음인은 쉽게 비만해지지 않는다. 반면, 간의 기능은
강하고 폐의 기능이 약한 태음인과 비의 기능은 강하고 신의 기능이 약한 소양인은 비
만해지기 쉽다.

태양인은 발산하려는 성질이 강하므로 해산물과 채소류로 발산되려는 기운을 모아주는 것이 중요하다. 곡식은 메밀이 잘 맞으므로 메밀로 만든 국수나 묵은 태양인을 위한 다이어트 음식이라고 할 수 있다. 단백질은 새우나 해삼 같은 해산물로 섭취하고 채소는 미나리가 특히 잘 맞는다. 솔잎차와 모과차를 먹으면 체질 개선에 도움이 된다.

특성 : 가슴 윗부분이 발달한 체형으로 목덜미가 굵다. 화통한 지도자 타입으로, 지나친 흥분과 분노는 경계해야 한다.

건강 : 맵고 자극적인 음식은 식욕을 과도하게 상승시킬 수 있으므로 주의가 필요하다. 특히 무절제하고 불규칙한 생활 습관으로 비만이 발생할 수 있다. 육류를 피하고 해산물과 채소를 많이 섭취하는 것이 건강에 이롭다.

추천 식품
- **곡류 :** 메밀
- **육류 :** 모든 종류의 육류는 좋지 않음
- **어패류 :** 굴, 전복, 소라, 새우, 붕어, 게, 해삼, 홍합
- **채소류 :** 미나리, 순채나물, 솔잎
- **과일류 :** 포도, 머루, 다래, 감, 모과, 송홧가루
- **피해야 할 식품 :** 고추, 마늘, 생강 등 뜨거운 성질의 음식, 지방질 많은 육류

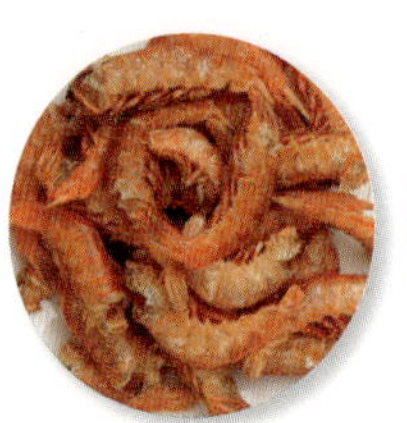
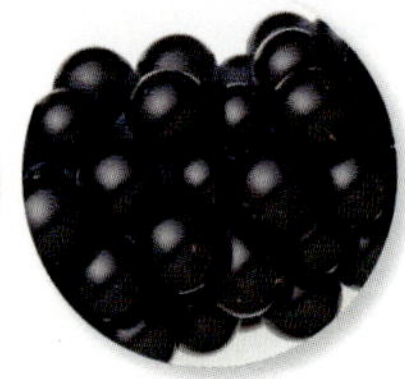

태음인은 콩과 율무, 현미로 지은 잡곡밥에 단백질 식품으로 소고기, 채소류는 당근, 버섯이 적합하다. 대표적인 다이어트 식품인 고구마는 태음인에게 가장 잘 맞는다. 그러나 어디까지나 식사 대용이나 간식으로 적당하다는 뜻이지, 마음 놓고 배부르게 먹어도 살이 빠진다는 뜻은 아니다. 허기나 갈증이 느껴질 때 율무차와 오미자차를 마시면 다이어트에 도움이 된다.

특성 : 일반적으로 체구가 크고 허리가 굵은 복부 비만이 많다. 침착하고 과묵하나 욕심이 많은 편이다. 평소 소화가 잘되며 땀을 많이 흘린다.

건강 : 소화가 잘되기 때문에 폭음이나 폭식 등 무절제한 식습관에 빠질 위험이 크다. 비만이 되지 않도록 평소 규칙적이고 절제된 식습관을 유지하는 것이 중요하다.

추천 식품

- **곡류 :** 콩, 율무, 현미, 설탕, 밀, 밀가루, 수수, 들깨, 고구마, 땅콩, 기장, 옥수수, 두부
- **육류 :** 소고기, 우유
- **어패류 :** 우렁이, 대구, 조기, 민어, 청어, 오징어, 낙지, 미역, 김, 다시마
- **채소류 :** 당근, 버섯, 고구마, 무, 도라지, 더덕, 고사리, 연근, 토란, 마
- **과일류 :** 밤, 잣, 호두, 은행, 배, 매실, 살구, 자두
- **피해야 할 식품 :** 닭고기, 개고기, 삼계탕, 인삼차, 꿀, 생강차

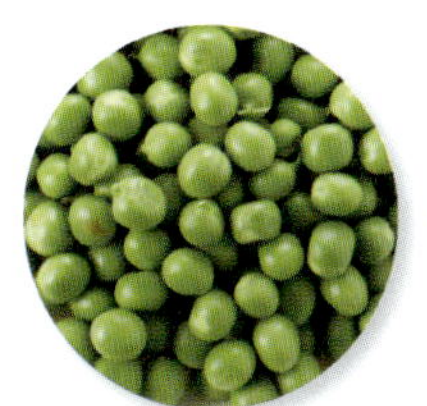 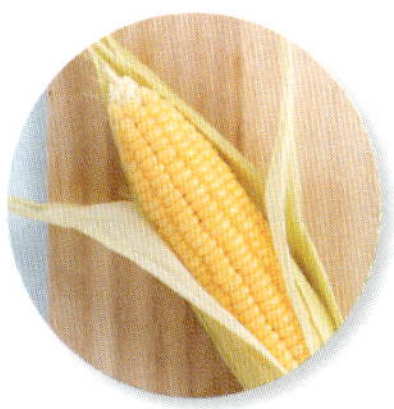 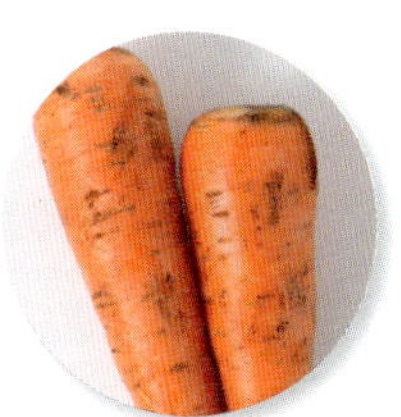 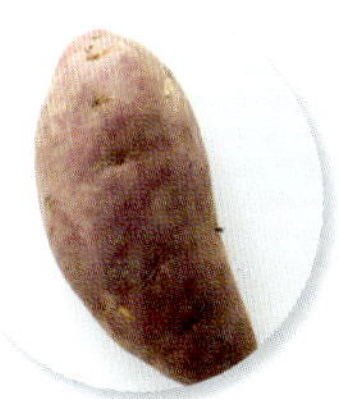

소화기가 건강하고, 찬 음식을 좋아하며 음식을 빨리 먹는 경향이 있는 소양인은 보리, 팥, 녹두로 지은 잡곡밥이 좋다. 단백질 식품으로 돼지고기나 달걀, 그리고 생선류도 잘 맞는다. 간식으로 배추나 오이를 먹으면 좋고, 고구마와 함께 대표적인 다이어트 식품인 바나나는 특히 소양인에게 적합하다. 구기자차나 산수유차를 마시거나 시원한 당근즙이나 녹즙도 권할 만하다.

특성 : 상체가 발달한 반면 엉덩이 아래는 빈약한 체형이 많다. 순발력과 재치, 창의력이 뛰어나지만 일의 끝마무리가 약하다.

건강 : 신장 기능이 약하기 때문에 부종형 비만이 될 수 있다. 심리적 스트레스는 폭식의 원인이 되어 비만을 유발할 수 있으므로 스트레스 관리가 체중 관리와 직결된다고 할 수 있다. 몸에 열이 많으므로 싱싱하고 찬 음식이나 채소류, 해물류가 좋다.

추천 식품

- **곡류** : 보리, 팥, 녹두, 참깨
- **육류** : 돼지고기, 오리고기, 달걀
- **어패류** : 가자미, 복어, 가재, 잉어, 자라, 가물치
- **채소류** : 배추, 오이, 상추, 씀바귀, 질경이, 우엉, 호박, 가지
- **과일류** : 수박, 참외, 딸기, 바나나, 파인애플
- **피해야 할 식품** : 고추, 생강, 파, 마늘, 후추, 겨자 등 맵거나 자극성 있는 식재료, 닭고기, 개고기, 노루고기, 염소고기, 꿀, 인삼

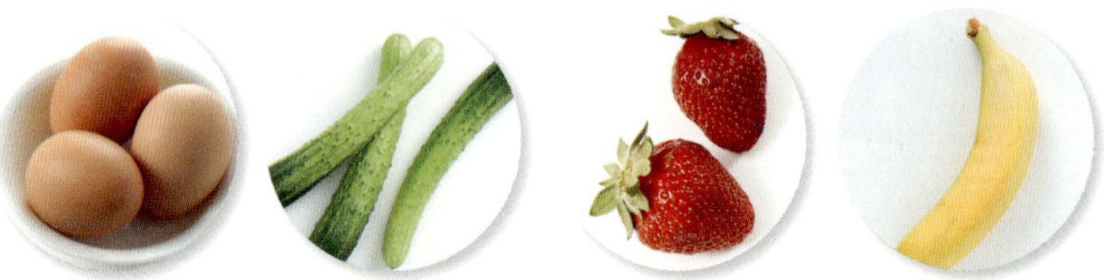

소음인은 몸이 차고 소화기도 약하므로 차갑고 냉한 성질의 음식은 피해야 한다. 소화가 잘되는 차조나 찹쌀로 지은 잡곡밥에, 단백질 식품으로 닭고기, 채소류로 시금치와 양배추 반찬을 곁들이면 좋다. 특히 채소는 익혀서 먹어야 소화가 잘된다. 속을 따뜻하게 데워주는 생강차, 대추차, 인삼차를 수시로 마셔주면 좋다.

특성 : 상체보다 하체가 발달한 체형으로 전체적으로 체격이 왜소한 편이다. 내성적이며 꼼꼼하나 적극성이 부족한 성격적 특성을 보인다.

건강 : 소화력이 약해 소식을 하므로 다른 체질보다 살이 찔 확률이 낮다. 하지만 소화 장애로 인해 상대적으로 체지방 비율이 높은 마른 비만이나 하체 비만이 되기 쉬운 특징이 있다. 따뜻한 성질의 고추, 파, 마늘, 생강 같은 식재료가 건강에 이롭다.

추천 식품

- **곡류** : 찹쌀, 좁쌀, 차조, 감자
- **육류** : 닭고기, 개고기, 꿩고기, 염소고기, 양고기, 참새고기
- **어패류** : 명태, 미꾸라지, 뱀장어, 뱀, 메기
- **채소류** : 시금치, 양배추, 미나리, 파, 마늘, 생강, 고추, 겨자, 후추
- **과일류** : 사과, 복숭아, 토마토, 귤, 대추
- **피해야 할 식품** : 냉면, 참외, 수박, 찬 우유, 빙과류, 생맥주, 보리밥, 돼지고기, 오징어, 밀가루 음식

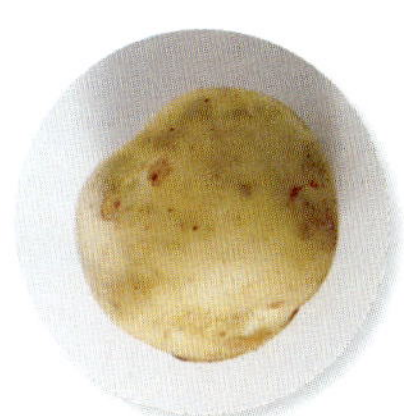 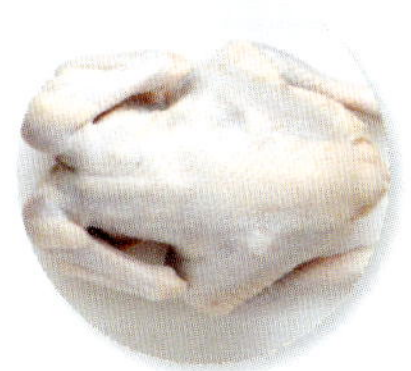 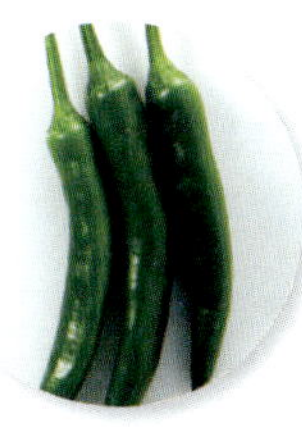 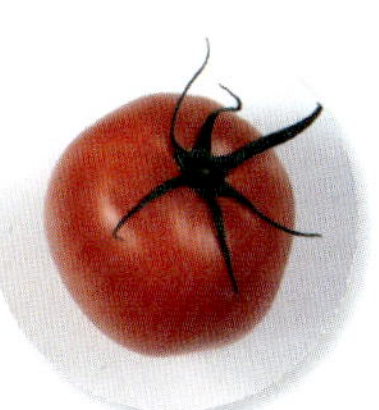

몸속 불균형을 해소하면 다이어트에 가속도가 붙는다

과연 살이 빠질까? 반신반의하던 사람들이 일단 체형 교정 다이어트를 시작하면 굶다시피 해도 빠지지 않던 살이 적당히 식사를 하면서도 빠지는 것에 의아해한다. 땀을 비 오듯 흘리며 뛰어도 꼼짝 않던 체중이 짬짬이 실시하는 코어 운동으로 줄어드는 것에 신기해한다. 특히 다이어트 실패 경험이 많을수록 자신의 다이어트가 혹독하지 않았기 때문에 실패했다고 자책하는 경향이 많다. 이런 사람일수록 체형 교정 다이어트를 시작하면 몸을 혹사시키지 않으면서도 큰 스트레스 없이 살이 빠진다는 사실에 매우 만족스러워한다. 그리고 전신을 감싸던 찌뿌둥하고 불쾌했던 감각이 사라지면서 몸이 개운하고 상쾌해졌다는 사실에 신기해한다.

일반적으로 다이어트 전문가들이 체중의 10%를 감량하는 데 권장하는 기간은 3~6개월이다. 체중 감량 속도를 이보다 높일 경우 다이어트를 지속할 수 없는 스트레스 한계 상황에 부딪치거나, 건강에 무리가 가서 체중 감량이 일어나지 않기 때문이다. 하지만 일반적으로 올바른 체형 교정 다이어트는 건강을 향상시키면서 이보다 짧은 2개월 내에 체중의 10%를 감량시킨다.

일반적인 다이어트는 체중 감량을 1차 목표로 두고 식사량과 운동량을 조절하려 들지만, 체형 교정 다이어트는 체중 감량보다는 건강을 되찾는 데 주력한다는 데 큰 차이점이 있다. 몸속 불균형을 해소하지 않은 상태에서는 체중 감량에 속도가 붙지 않는다. 자칫 무리하게 속도를 높이려고 하면 몸속 불균형이 심해져 다이어트 자체가 불가능해질 수 있어 천천히 속도 조절을 해야 한다. 하지만 몸속 불균형을 해소하는 방향으로 다이어트를 진행하면 시간이 지날수록 체중 감량에 가속도가 붙는다. 몸이 건강해질수록 몸속 불필요한 노폐물인 체지방이 빠르게 빠져나가는 것이다.

🍃 체중 감량보다 건강을 되찾아라

코어 운동을 한 비만 환자들은 대부분 비슷한 말을 한다. "전신 마사지를 받은 느낌이에요. 몸이 날아갈 것처럼 시원해요." 비뚤어진 체형과 부위마다 축적된 체지방으로 인해 정체되었던 기혈순환이 활발해지고, 돌아갔던 척추와 관절이 제자리로 정렬되면서 나타나는 현상이다. 비뚤어진 몸이 제자리를 찾아갈수록 몸이 받는 스트레스가 줄어들면서 폭식도 자연스럽게 사라진다. 그리고 이런 현상은 다이어트 실패 경험이 적을수록, 나이가 어릴수록 더욱 눈에 띈다. 빠른 경우 코어 운동 1회 실시 후에 이런 반응을 보이기도 한다.

처음에는 체중 감량만을 목표로 체형 교정 다이어트를 시작한 사람들도 점차 몸이 가벼워지고 편안해진 느낌을 받게 되면서, 체중 감량에 대한 스트레스가 줄어드는 경향이 있다. "전반적으로 몸이 좋아지니까, 다이어트가 생각보다 수월한 것 같아요." 일반적으로 다이어트를 할 때 체중 감량이 생각만큼 되지 않으면 금방 포기하는 경향이 있지만, 체형 교정 다이어트를 하면 먼저 몸이 건강해지는 것을 느끼기 때문에 몸무게에 집착하지 않게 된다. 이것이 다이어트를 지속할 수 있게 만드는 힘이 된다.

2개월 동안 최소 10%의 체중 감량이 일어난다고 해서 체형 교정이 끝난 것은 아니다. 비뚤어진 체형을 바로잡기까지는 보통 2년 정도가 걸린다. 2개월은 체중 감량 효과를 눈으로 확인할 수 있는 최소한의 기간이다. 이후 다시 예전의 생활로 돌아간다면 체형은 다시 비뚤어질 수밖에 없고, 그렇게 되면 체중이 다시 증가하게 된다.

다이어트란 일시적인 체중 감량을 위한 것이 아니다. 다이어트 기간 동안 살을 찌우는 잘못된 생활 습관을 교정하는 것이 진짜 목표다. 다이어트를 통해 제대로 된 생활 습관이 몸에 배면 평생 건강 걱정, 체중 걱정 없이 살 수 있을 것이다. 그것은 건강한 식습관과 바른 자세, 그리고 꾸준한 코어 운동에 달려 있다.

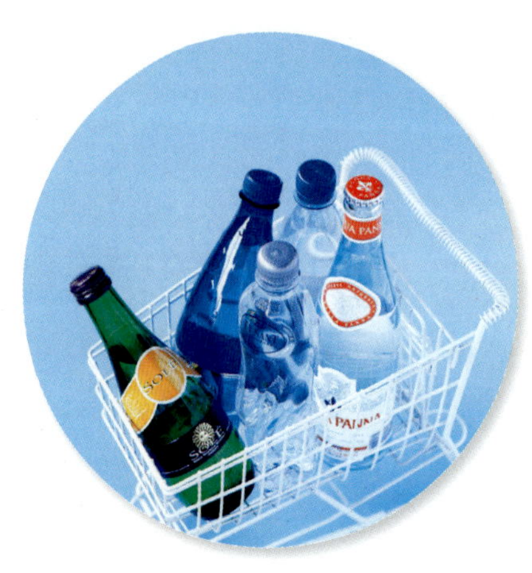

하루 세 잔으로 다이어트가 쉬워진다!
날씬해지는 한방차

한방차는 우리 몸의 신진대사를 활발하게 할 뿐 아니라, 허기를 줄여주기 때문에 체중 조절에 도움이 된다. 또한, 자주 마셔도 몸에 부담이 가지 않는다. 단, 설탕이나 꿀을 첨가하면 다이어트 효과가 사라지므로 주의가 필요하다.

라벤더티, 캐모마일티

다이어트로 스트레스 받을 때

다이어트를 하면 식사량을 줄여야 하고 음식 종류에도 신경을 써야 하기 때문에 정신적으로 많은 스트레스를 받는다. 이때 스트레스를 조절하지 못하면 폭식으로 이어져 그동안 들인 노력이 허사로 돌아갈 수 있다.
라벤더와 캐모마일은 스트레스를 많이 받아 정신적으로 지쳤을 때, 불면증과 우울감 등 정서적으로 힘든 상태일 때 도움이 되는 허브티로 카페인이 함유되어 있지 않아 언제든지 부담 없이 마실 수 있다.

결명자차, 오미자차

변비가 고민일 때

비만과 함께 고질적인 변비를 가진 사람들에게는 결명자차나 오미자차가 좋다. 결명자는 간의 열을 내려서 눈을 맑게 해주는 효과로 유명하지만, 대장에 쌓인 열을 풀어주어 변비를 해소시키는 데도 효과적이다. 오미자는 대장의 기능을 활성화하여 배변 기능을 촉진시킨다.

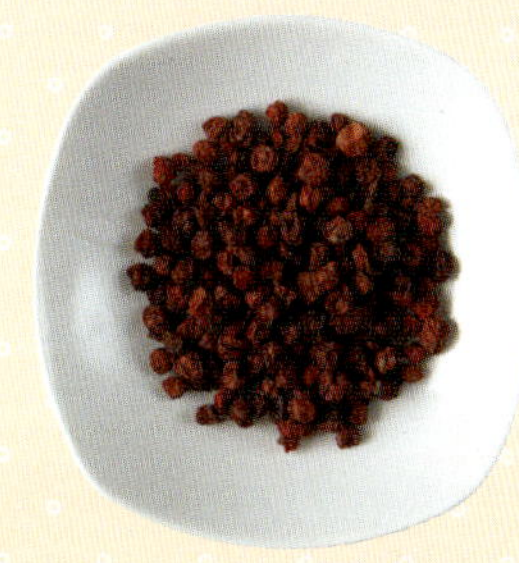

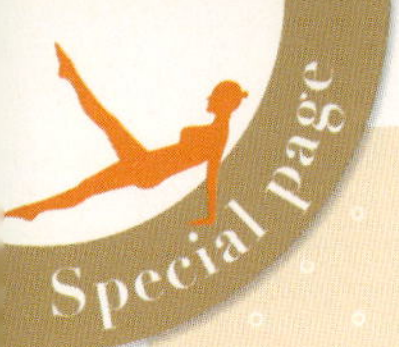

뽕잎차, 진피차

뽕나무 잎은 한의학에서 풍(風)을 없애고 열을 내려주면서 눈을 맑게 하는 효능으로 잘 알려져 있으며, 현대 의학에서 말하는 해독 작용이 뛰어난 대표적인 약재라고 할 수 있다. 최근 뽕나무 잎이 혈관에 쌓여있는 지질 성분을 분해하는 데 효과적이라는 사실이 밝혀지면서 비만 치료를 위한 약이나 차로 많이 활용되고 있다. 녹차도 비슷한 지방 분해 효과가 있지만, 뽕나무 잎은 카페인이 전혀 들어있지 않다는 장점이 있다. 그 외에 귤껍질을 말린 진피차도 우리 몸의 순환을 도와 체지방을 분해시킨다.

옥수수수염차

옥수수수염은 한의학에서 옥미수(玉米鬚)로 알려진 한약재로서 옥수수수염을 깨끗이 씻어 물기를 뺀 후 그늘에 말렸다가 보리차처럼 끓여 마신다. 이뇨 작용이 뛰어나 예로부터 방광염이나 소변이 잘 나오지 않는 질환에 많이 쓰였으며 부종을 줄여주는 효과가 뛰어나다. 혈압과 혈당을 낮추는 효능이 알려지면서 다이어트에도 많이 활용되고 있다. 시중에서 판매되는 옥수수수염차는 옥수수수염 함량이 적으므로 직접 옥수수수염차를 만들어 마시는 것이 좋다.

율무차

율무는 한방 다이어트에서 식욕 억제를 위해 쓰이는 대표적인 약재이다. 특히 과도한 식욕이 비만으로 이어지기 쉬운 태음인에게 적합하다. 소양인이라면 과도한 식욕의 원인은 주로 스트레스에 있으므로 식욕 억제를 위한 차보다는 스트레스를 해소시켜주는 차가 오히려 도움이 된다. 율무차는 달고 부드러운 맛 때문에 장기간 복용해도 질리거나 거북하지 않아 다이어트에 적합하다. 단, 율무는 몸속 수분을 말리는 효과가 있어 변비가 있는 경우에는 증상이 더 심해질 수 있으므로 주의해야 한다.

칡차, 모과차

말린 칡뿌리는 한의학에서 갈근(葛根)으로 불리는 한약재로, 예로부터 열이 나고 머리가 아픈 감기에 많이 쓰였으며, 과음 후에 간에 쌓인 주독을 풀어주는 효과로 유명하다. 갈근과 모과는 근육이 뭉친 것을 풀어주는 효과가 있으므로 운동 후 근육통이 있을 때 마시면 도움이 된다.

국화차

각종 스트레스로 잠들기가 어려울 때에는 국화차가 도움이 된다. 국화차는 머리를 맑게 하고 열을 내려주면서 혈액순환을 촉진시키는데, 이런 효과 때문에 몸과 마음이 편해져 쉽게 잠들 수 있다. 또한 스트레스로 인한 두통을 완화시키는 데도 효과가 있다.

다이어트에 좋은 펜넬차 & 마테차

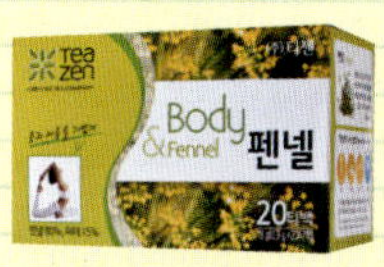

펜넬은 향긋한 향과 단맛이 있음에도 식욕 억제와 체중 감량 효과가 있어 고대 로마 여성들에게 다이어트 특효약으로 애용되었다고 한다. 또한 스트레스로 인한 소화불량을 완화시키고, 위와 장내 가스를 제거하는 효과가 있다.

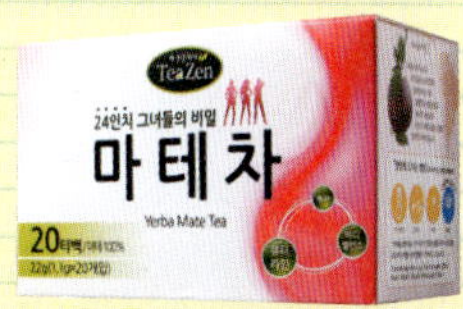

마테는 우리 몸에 필요한 미네랄과 비타민 등 각종 영양소가 풍부하게 들어 있어 식사 전(10~20분 전)에 마시면 식욕을 조절해준다. 특히 마테의 사포닌 성분은 인체의 면역 체계를 강화시켜 각종 질병으로부터 우리 몸을 보호하는 효과가 있다.

3

체형 교정 다이어트는 한국인의 가장 대표적인 네 가지 문제 체형에 초점을 맞춰 코어 운동 프로그램을 구성하고 있다. 앞으로 2개월 동안 자신에게 해당되는 개별 프로그램을 충실히 따라 하다 보면 어느새 체중계의 눈금이 원하는 숫자를 가리키게 될 것이다.

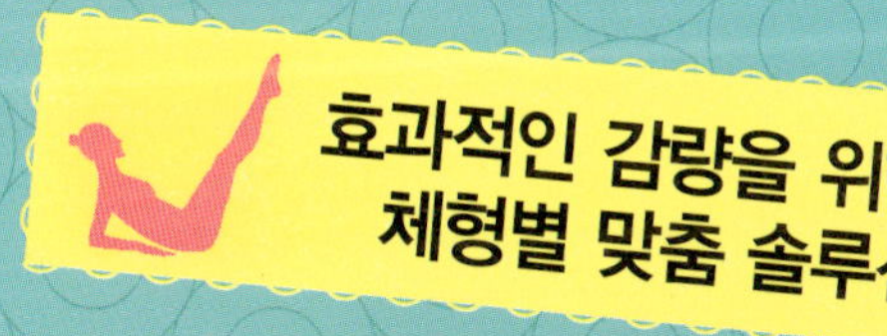

8주 집중
코어 운동 프로그램

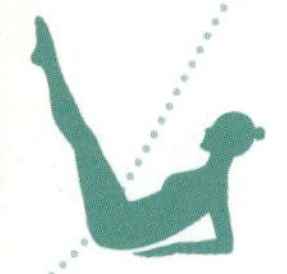

체형 교정 다이어트는
개개인에 맞춘 특화된 프로그램이다

❧ 문제 체형별 맞춤 프로그램이다

　한의학의 가장 큰 장점은 개개인에 맞춘 처방에 있다. 같은 증상을 호소해도 환자의 상태에 따라 각기 다른 처방이 필요하다. 증상 자체를 없애는 데 목적이 있기보다는 증상을 일으킨 원인을 제거해서 온전한 건강을 되찾게 하기 위함이다. 체형을 바라보는 관점도 이와 같은 맥락에 있다. 사람은 각자 체질이 다르듯, 체형도 제각각이다. 따라서 더욱 효율적이고 효과적으로 체형 불균형을 해소하기 위해서 체형별 문제에 중점을 둔 개별 프로그램을 사용한다.

　체형 교정 다이어트에서는 문제 체형을 네 종류로 분류한 뒤, 각 체형에 맞춘 코어 프로그램을 제시한다. 거북이형 체형은 목을 중심 위치로 돌려놓는 동작에 초점을 맞추면 자연스럽게 등이 펴지면서 볼록 튀어나왔던 뱃살도 줄어들고, 에너지 대사가 회복되어 전체적인 체중도 자연스럽게 빠진다. 이와 마찬가지로 복부 비만형인 캥거루형 체형은 틀어진 좌우 골반을 바로잡는 동작, 전신 비만인 거미형은 전신 코어 밸런스를 회복시키는 동작, 하체 비만인 개미형은 하체에서 골반으로 이어지는 부위 근육을 강화시키는 동작에 초점을 두어 프로그램을 구성하고 있다.

　자신의 체형을 확인한 후 체형별 문제에 맞춰 개별화된 코어 운동 프로그램을 실시한다면 문제 부위가 효과적으로 교정되어 체중 감량 효과를 보다 빨리 얻을 수 있다.

체중 감량이 필요한 비만인의 경우, 다이어트를 위해 운동을 하고 싶어도 기초 체력과 근력이 현저히 떨어져 있기 때문에 전문가들이 제시하는 강력한 다이어트 프로그램을 소화하기 어렵다. 이런 사람들에게는 강력한 다이어트 효과를 보장하는 운동 프로그램이 아니라, 저하된 기초 체력과 근력을 단계적으로 향상시킬 수 있는 체계적인 운동 계획이 필요하다. 자신의 몸 상태에 적합하지 않은 운동 프로그램을 과도하게 시도하는 것은 다이어트를 금방 포기하게 하는 원인이 될 뿐이다.

체형 교정 다이어트의 코어 운동 프로그램은 3단계로 구성되어 있다. 처음 운동을 시작한 1~2주는 기초 체력과 호흡법, 코어 운동의 기본 원칙을 숙지하는 데 중점을 둔다. 코어 운동에 익숙해지기 시작하면 동작의 난이도를 점차 높여 2단계, 3단계로 진행한다.

반드시 이 책이 제안하는 기간에 맞출 필요는 없다. 동작을 완료했을 때 '힘이 든다'는 느낌이면 적당한 강도지만, 별로 힘이 들지 않게 느껴지면 자신의 체력에 비해 동작의 난이도가 낮은 것이므로 바로 다음 단계로 넘어가도 좋다. 반대로 너무 힘이 들어서 세트 수를 완료할 수 없다면 전 단계에서 비슷한 부위를 단련하는 동작으로 교체한다.

체형별로 제안하는 운동 동작은 단계별로 4동작씩, 3단계에 걸쳐 모두 12동작이다. 12동작을 한 번씩 실시해보고, 동작마다 자신만의 난이도를 매겨 다시 3단계로 나눠 구성해도 좋다. 어느 정도 체형 불균형이 해소된 후에는 체형에 상관없이 코어 동작을 자유롭게 실시하면 된다.

◟❧ 코어 운동의 기본 원칙

천천히 한다

모든 동작은 최대한 천천히 실시한다. 자신의 숨 길이만큼 천천히 호흡하면서 실시해야 코어 근육에 충분한 자극이 전해진다.

코어에 집중한다

동작 중 최대한 코어 부위에 집중한다. 복부가 단단해진다는 느낌을 유지하며 동작을 하고, 척추에 무리가 갈 수 있으니 허리에 힘이 들어가지 않도록 주의한다.

복식 호흡을 한다

몸을 들어 올리고 내리는 동작은 내쉬는 숨에 실시한다. 숨을 마실 때는 가볍게 코로, 내쉴 때는 배를 끝까지 집어넣으며 입으로 완전히 뱉는다. 숨을 내쉴 때 어깨를 들썩이지 않도록 주의한다.

꾸준히 한다

빠른 다이어트 효과를 얻기 위해서는 하루도 건너뛰지 말고 실시한다. 잠시 시간이 날 때마다 1동작씩 실시해도 같은 효과를 얻을 수 있다.

운동 전후 스트레칭을 한다

운동 전후 스트레칭을 통해 몸을 충분히 풀어준다. 갑자기 운동을 하면 관절이나 근육에 무리가 갈 수 있다.

절대 무리하지 않는다

자신에게 맞는 호흡과 운동 범위까지만 따라 하고 절대 무리하지 않는다. 생리 중에는 신체 활력이나 에너지 정도가 평소보다 떨어지므로 강도를 조금 낮춘다.

개개인에 맞춰 강도를 조절한다

운동을 하고 나서 통증이 생겼다면 정확한 자세로 동작을 실시했는지 점검해보고, 자세에 문제가 없다면 실시 횟수를 줄인 후 서서히 늘려간다.

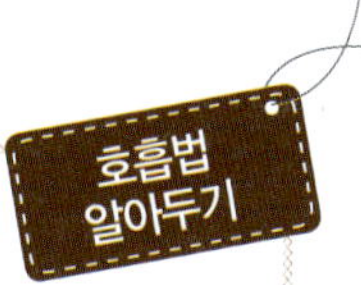

동작할 때 호흡을 어떻게 하는 것이 좋은지 한눈에 볼 수 있도록 표시하였다.

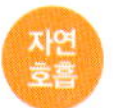 → 자연스럽게 숨을 내쉬고 들이마시는 것을 말한다.

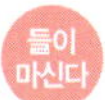 → 숨을 들이마신다.

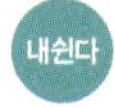 → 숨을 내쉰다.

운동 전후 스트레칭

각 동작을 1회씩 실시하는 것이 원칙이지만, 그날그날 자신의 몸 상태에 맞춰 3~5개 동작만
뽑아 횟수를 늘려 실시해도 좋다. 무겁게 느껴지는 부위를 중심으로 꼼꼼히 스트레칭한다.

1 옆구리

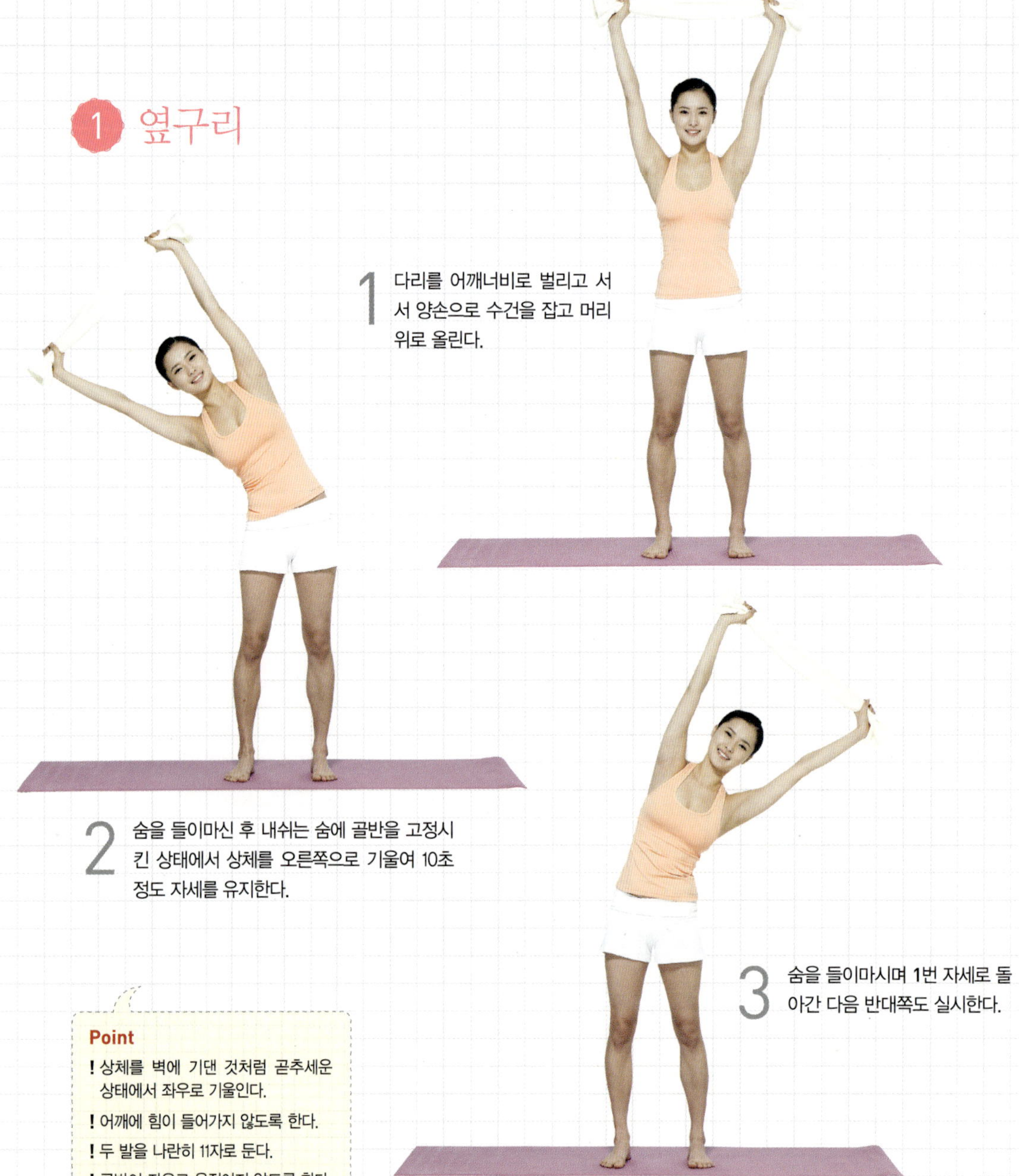

1 다리를 어깨너비로 벌리고 서
서 양손으로 수건을 잡고 머리
위로 올린다.

2 숨을 들이마신 후 내쉬는 숨에 골반을 고정시
킨 상태에서 상체를 오른쪽으로 기울여 10초
정도 자세를 유지한다.

3 숨을 들이마시며 1번 자세로 돌
아간 다음 반대쪽도 실시한다.

Point

! 상체를 벽에 기댄 것처럼 곧추세운
　상태에서 좌우로 기울인다.

! 어깨에 힘이 들어가지 않도록 한다.

! 두 발을 나란히 11자로 둔다.

! 골반이 좌우로 움직이지 않도록 한다.

82

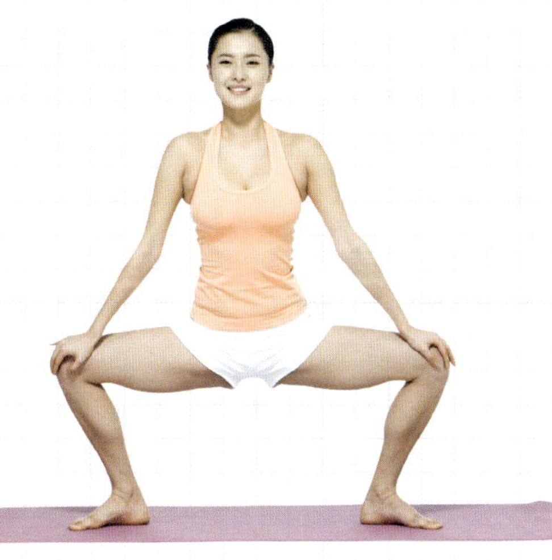

1 다리를 어깨너비 두 배로 벌리고 서서, 무릎
이 거의 직각이 될 정도로 상체를 낮춘 다음
양손을 무릎 위에 놓는다.

> **Point**
> ! 손으로 무릎을 밀어낸다.
> ! 발끝이 바깥을 향하도록 벌리고 선다.

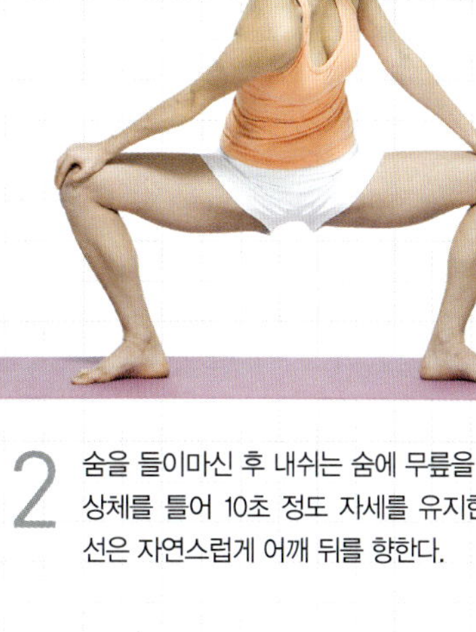

2 숨을 들이마신 후 내쉬는 숨에 무릎을 밀면서
상체를 틀어 10초 정도 자세를 유지한다. 시
선은 자연스럽게 어깨 뒤를 향한다.

3 숨을 들이마시며 1번 자세로 돌아간 다음 반
대쪽도 실시한다.

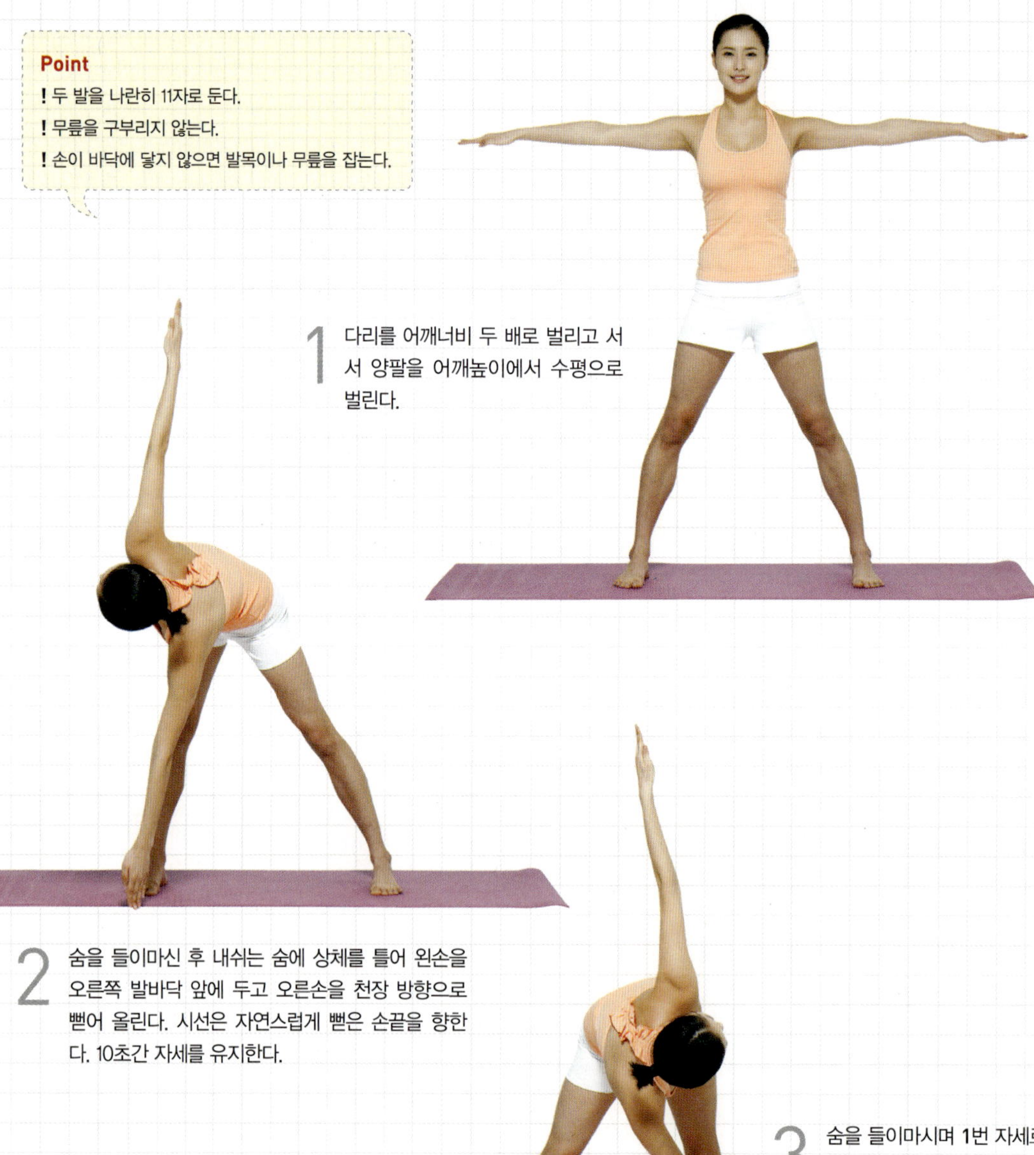

③ 다리

1 다리를 어깨너비 두 배로 벌리고 서서 양팔을 어깨높이에서 수평으로 벌린다.

2 숨을 들이마신 후 내쉬는 숨에 상체를 틀어 왼손을 오른쪽 발바닥 앞에 두고 오른손을 천장 방향으로 뻗어 올린다. 시선은 자연스럽게 뻗은 손끝을 향한다. 10초간 자세를 유지한다.

3 숨을 들이마시며 1번 자세로 돌아간 다음 반대쪽도 실시한다.

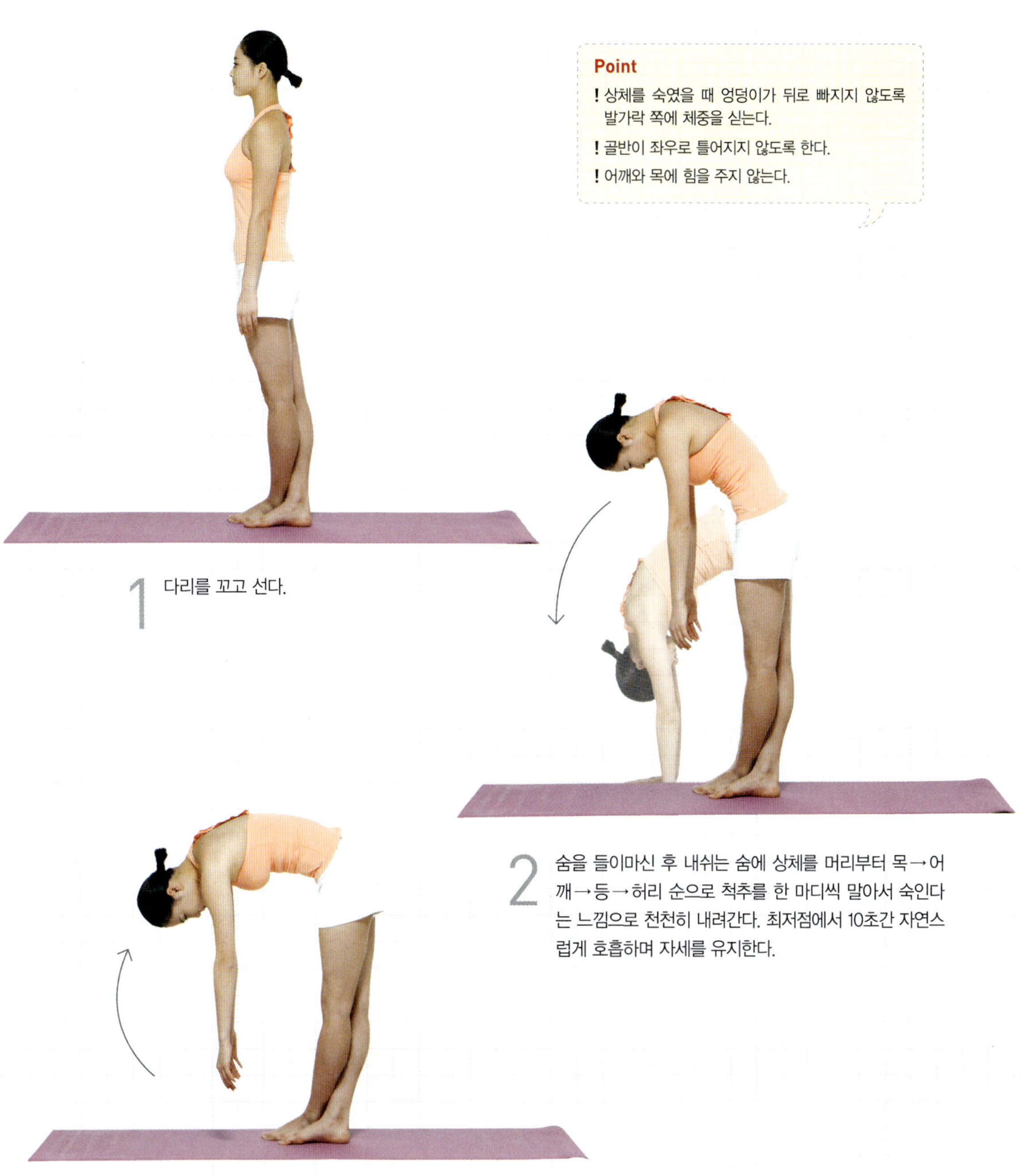

Point
! 상체를 숙였을 때 엉덩이가 뒤로 빠지지 않도록
  발가락 쪽에 체중을 싣는다.
! 골반이 좌우로 틀어지지 않도록 한다.
! 어깨와 목에 힘을 주지 않는다.

1 다리를 꼬고 선다.

2 숨을 들이마신 후 내쉬는 숨에 상체를 머리부터 목→어
  깨→등→허리 순으로 척추를 한 마디씩 말아서 숙인다
  는 느낌으로 천천히 내려간다. 최저점에서 10초간 자연스
  럽게 호흡하며 자세를 유지한다.

3 숨을 들이마신 후 내쉬는 숨에 내려올 때와 마
  찬가지로 척추를 한 마디씩 말아 올린다는 느
  낌으로 상체를 들어 1번 자세로 돌아간다.

5 등

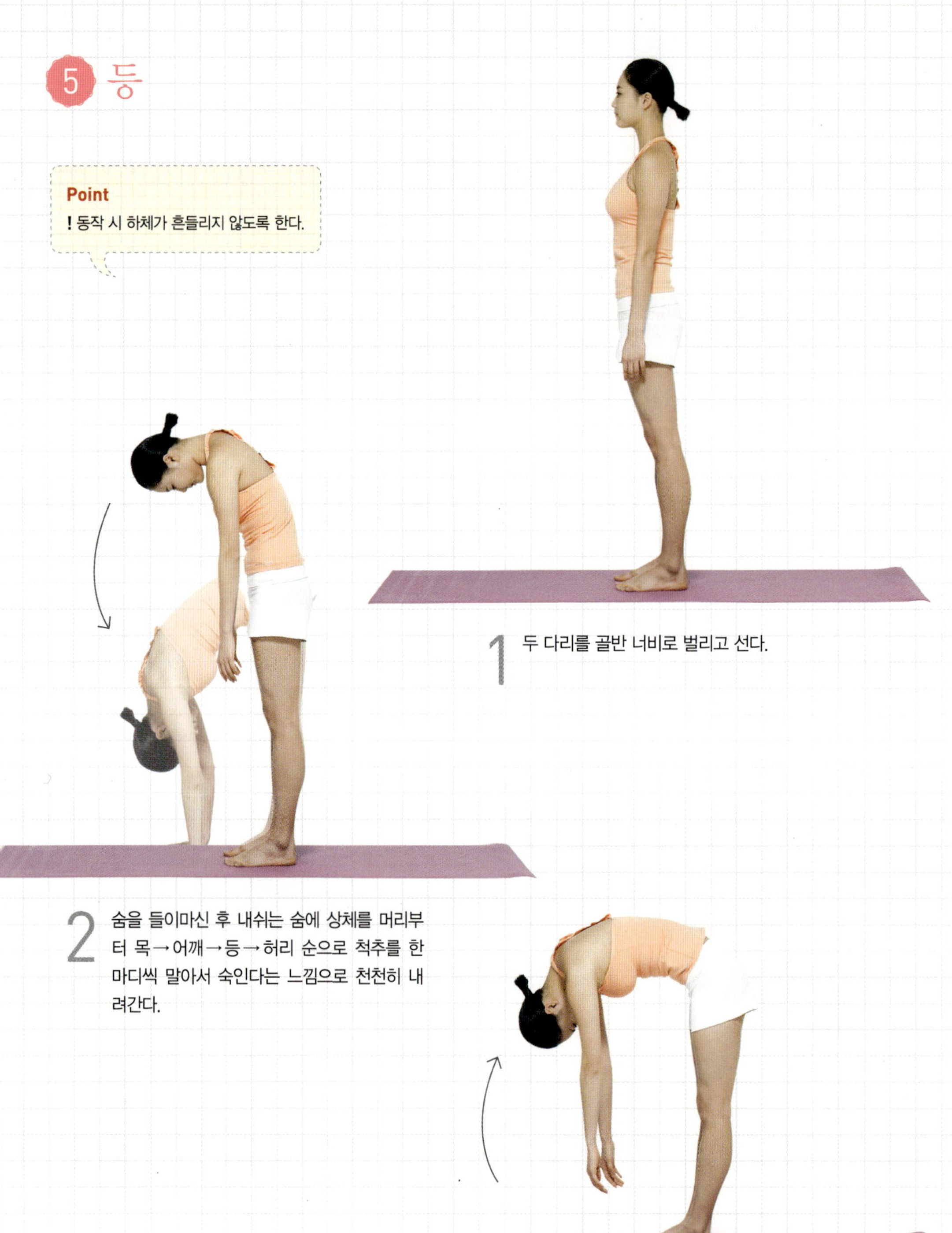

1 두 다리를 골반 너비로 벌리고 선다.

2 숨을 들이마신 후 내쉬는 숨에 상체를 머리부터 목→어깨→등→허리 순으로 척추를 한 마디씩 말아서 숙인다는 느낌으로 천천히 내려간다.

3 다시 숨을 들이마신 후 내쉬는 숨에 내려올 때와 마찬가지로 척추를 한 마디씩 말아 올린다는 느낌으로 상체를 들어 1번 자세로 돌아간다.

6 어깨와 팔뚝

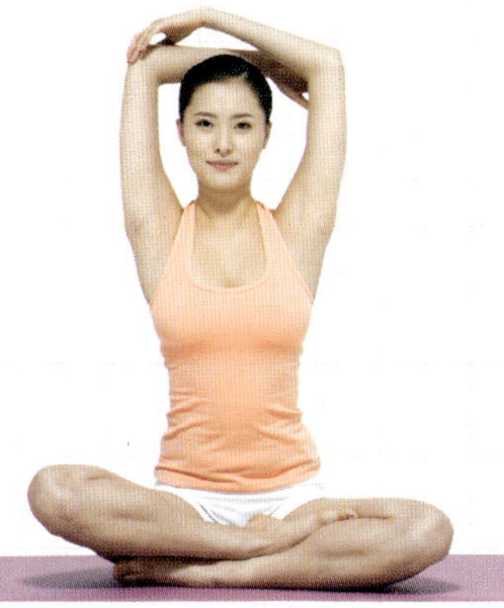

1 반가부좌로 앉아 오른팔을 머리 뒤로 넘겨 왼
  손으로 오른쪽 팔꿈치를 잡는다.

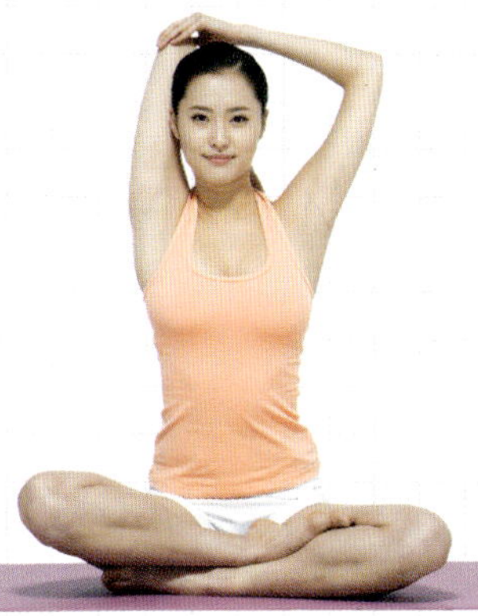

2 숨을 들이마신 후 내쉬는 숨에 왼손으로 오른
  쪽 팔꿈치를 지그시 아래로 누른다. 자연스럽
  게 호흡하며 10초간 정지한다.

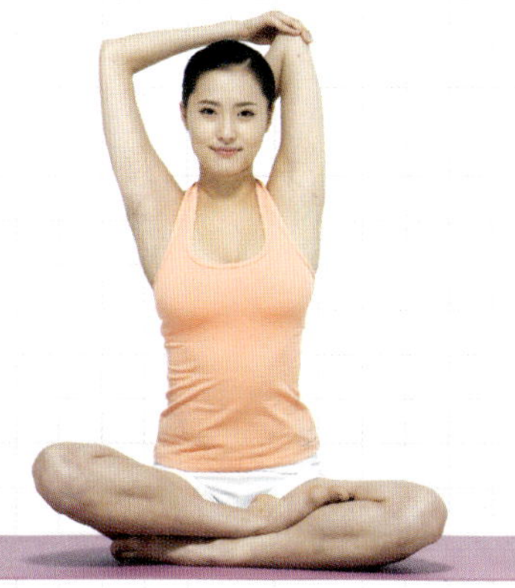

3 손을 바꿔 반대쪽도 실시한다.

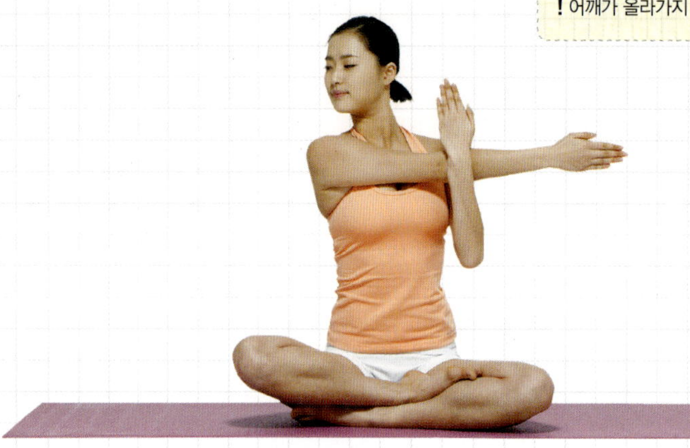

1 반가부좌로 앉아 숨을 들이마신 후 내쉬는 숨에 오른팔을 수평으로 뻗고 왼팔로 팔꿈치를 지그시 누르며 고개를 오른쪽으로 돌린다. 자연스럽게 호흡하며 10초간 자세를 유지한다.

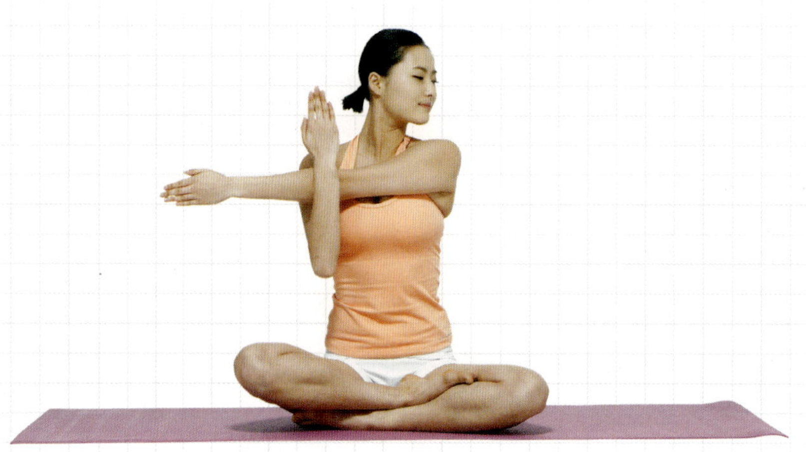

2 팔을 바꿔 반대쪽도 실시한다.

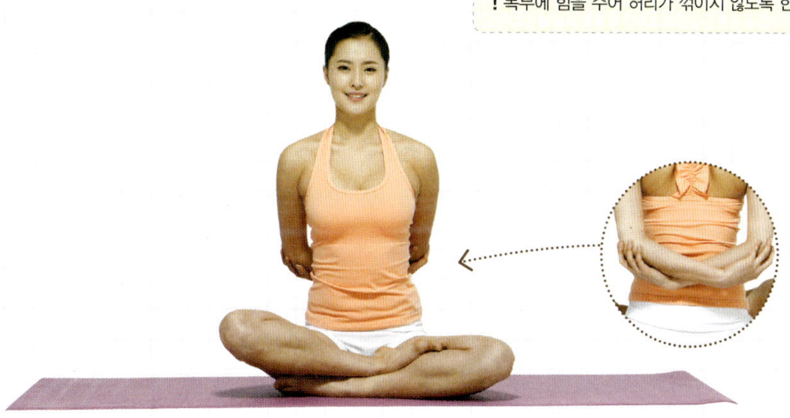

1 반가부좌로 앉아 등 뒤에서 양손으로 각각 반
대쪽 팔꿈치를 감싸 잡는다.

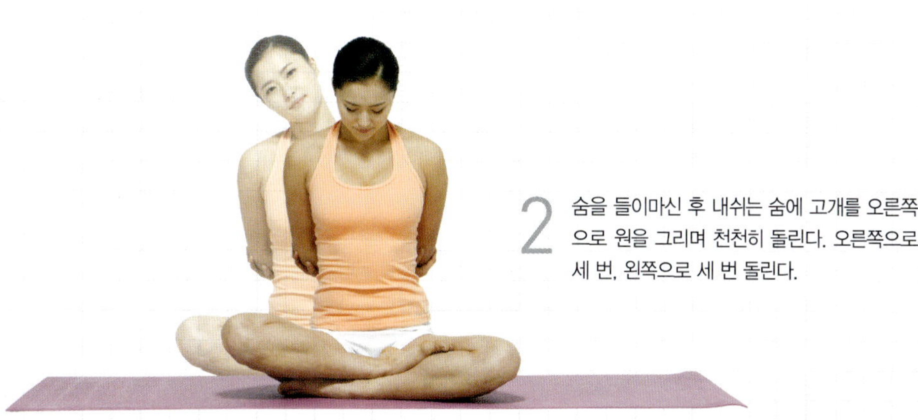

2 숨을 들이마신 후 내쉬는 숨에 고개를 오른쪽
으로 원을 그리며 천천히 돌린다. 오른쪽으로
세 번, 왼쪽으로 세 번 돌린다.

3 등 뒤에서 잡은 손을 바꿔 잡고 2번 동작
을 실시한다.

상체 말아 올리기

상복부를 강하게 수축시키는 동작으로 상복부 살을 빼주고 복부를 탄탄하게 만들어준다.

1 바닥에 누워 다리를 골반 너비로 벌린 다음 무릎을 세우고 양팔을 천장 방향으로 뻗는다.

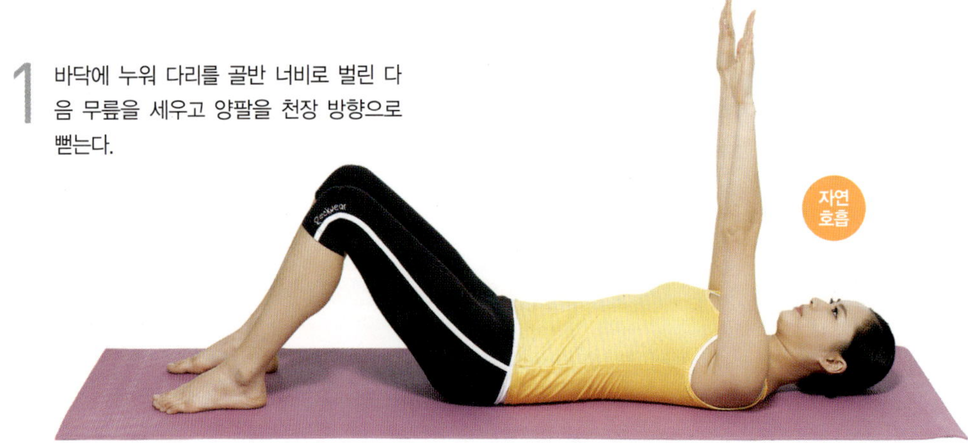

Point
! 턱을 들지 않는다.
! 목과 어깨의 힘으로 억지로 상체를 올리지 않는다.
! 복부의 힘으로 상체를 들어 올린다.

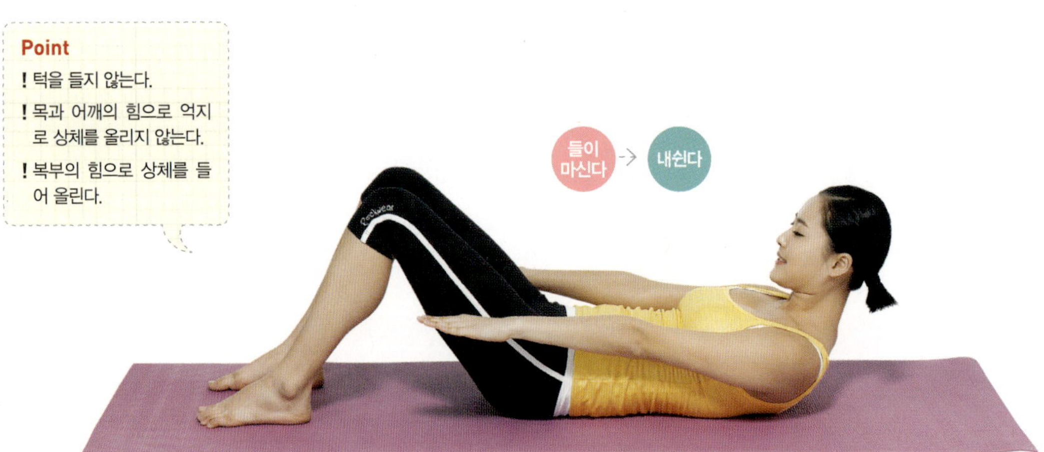

2 숨을 들이마신 후 내쉬는 숨에 팔을 앞으로 뻗으며 상체를 들어 올린다. 숨을 다 내쉴 때까지 3초 정도 자세를 유지한다. 숨을 들이마시면서 천천히 1번 자세로 돌아간다.

엎드려 상체 들며 늘이기

팔뚝에 쌓인 체지방을 빼주며 허리를 지탱하는 신전근을 강화시키고
목을 길어 보이게 만드는 효과가 있다.

1 엎드려 누운 상태에서 양팔을 구부려 팔꿈
치가 지면에서 수직이 되게 상체를 세운다.

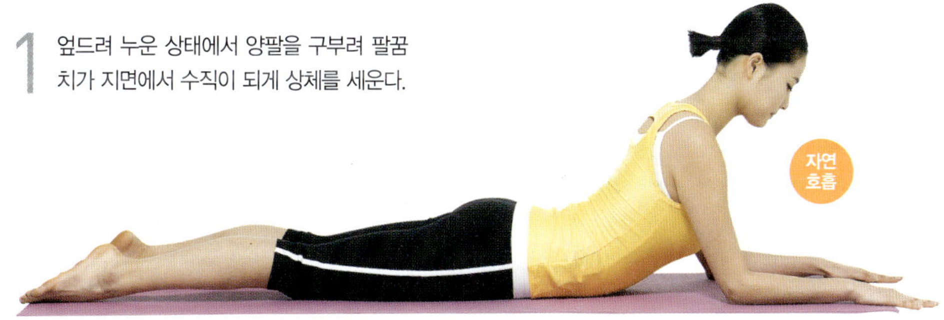

2 숨을 들이마신 후 내쉬는 숨에 팔꿈치를 펴
며 상체를 들어 올려 정면을 바라본다. 자연
스럽게 호흡하며 5초간 자세를 유지한다. 숨
을 들이마시며 천천히 1번 자세로 돌아간다.

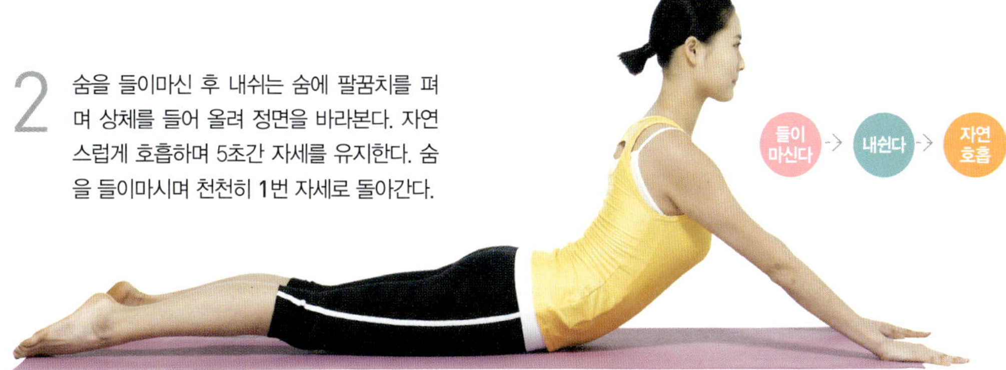

Point
! 허리에 무리가 갈 수 있으므로 평소 요통이 있다면 1번 자세에서 호흡만 반복한다.
! 팔꿈치를 편다는 느낌보다는 가슴과 배를 바닥에서 밀어낸다는 느낌으로 실시한다.

양팔 돌리기

어깨관절은 운동 범위가 넓은 관절로 이 동작을 통해 어깨관절의 안정성과
유연성을 증대시킬 수 있다. 비뚤어진 어깨 라인을 잡는 데도 도움이 된다.

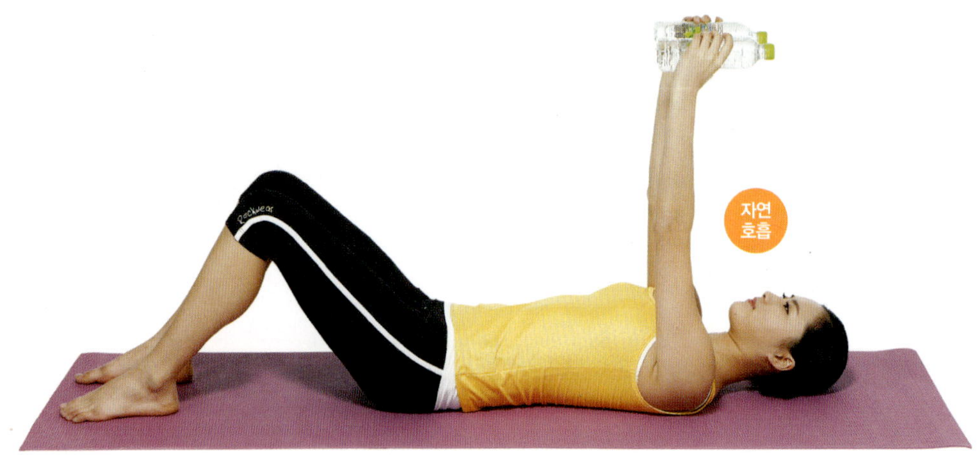

1 바닥에 누워 다리를 골반 너비로 벌린 다음 무릎을 세
운다. 양손에 물병을 잡고 가슴 위로 뻗는다. 물병을
잡은 양손은 손바닥이 서로 마주 본다.

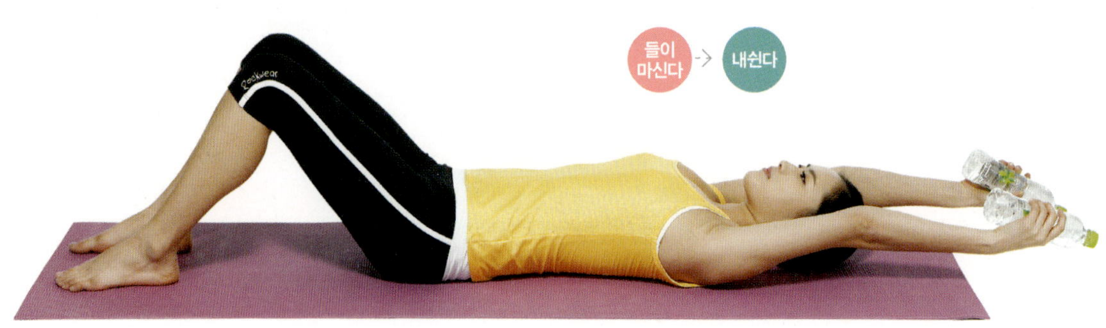

2 숨을 들이마신 후 내쉬는 숨에 양팔을 머리 위로 올
린다.

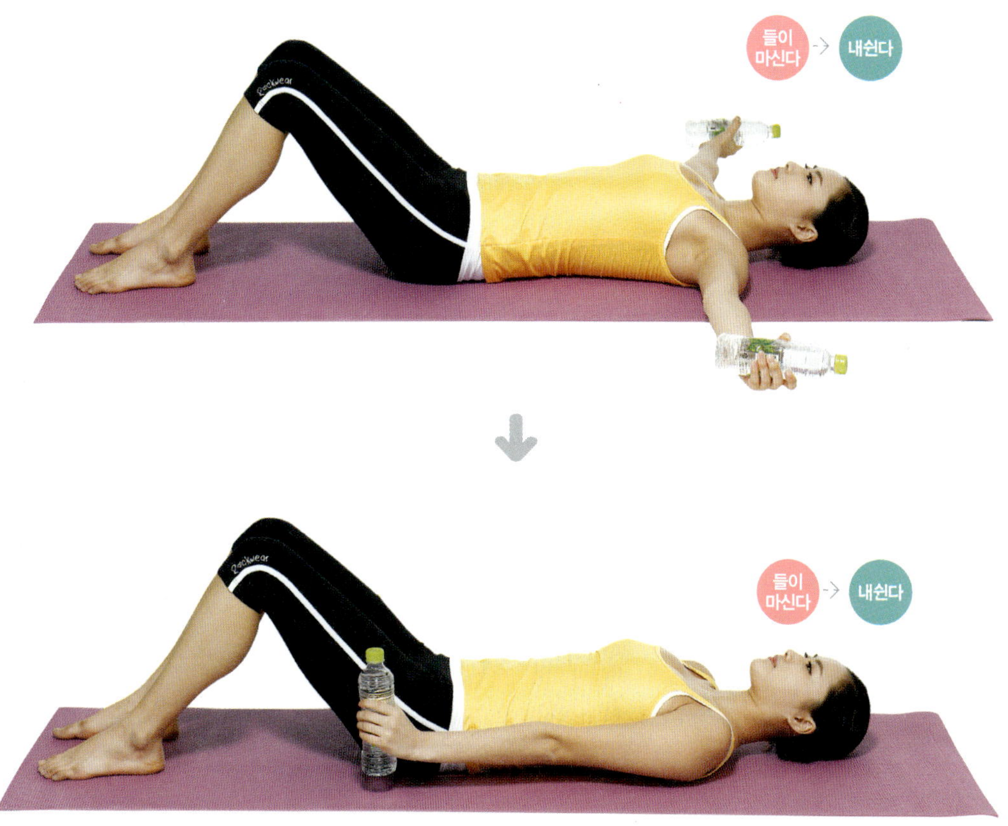

3 숨을 들이마신 후 내쉬는 숨에 양팔을 양옆으로 벌린 다음 몸통쪽으로 끌어당긴다. 숨을 들이마시며 1번 자세로 돌아간다.

가슴과 허리 늘이기

앞으로 말린 어깨와 굽은 등을 펴주어 자세를 곧게 만든다. 척추 유연성을
증대시키는 효과도 있다.

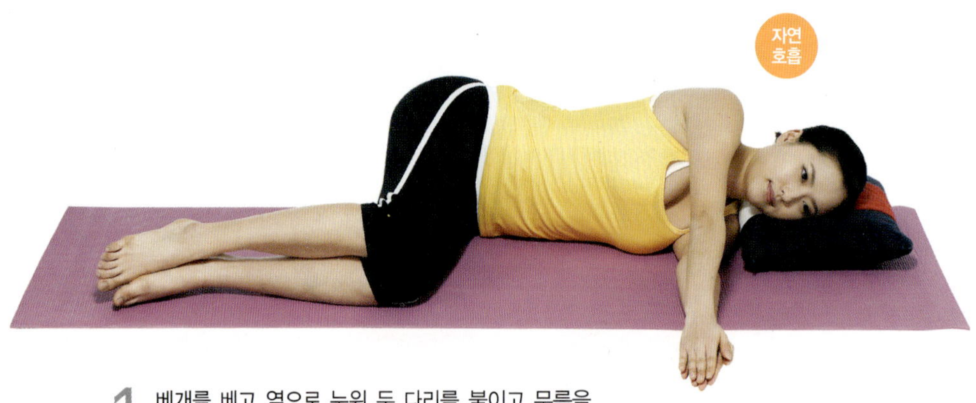

1 베개를 베고 옆으로 누워 두 다리를 붙이고 무릎을
90도가 되도록 구부린다. 양팔을 가슴 앞으로 나란히
뻗어 포갠다.

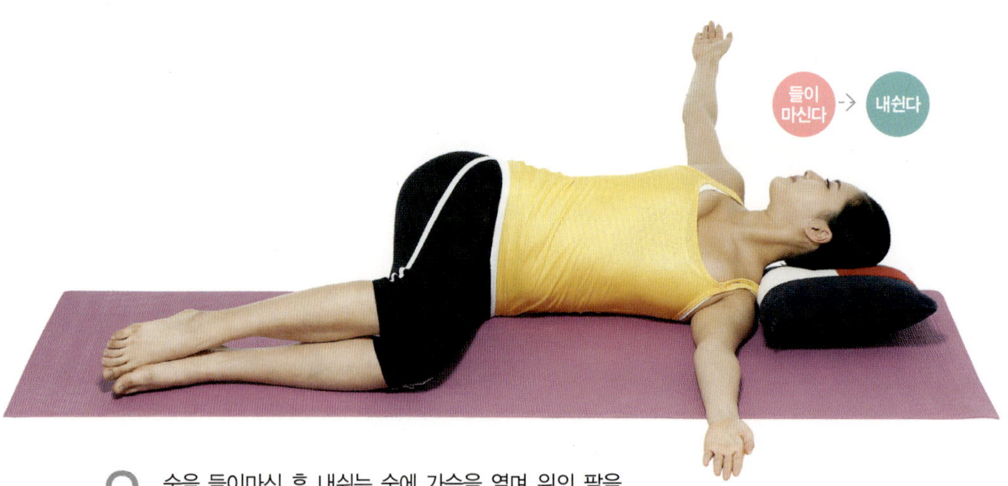

2 숨을 들이마신 후 내쉬는 숨에 가슴을 열며 위의 팔을
들어 뒤쪽으로 뻗는다. 이때 시선은 손끝을 바라보며 자
연스럽게 몸통을 회전시킨다. 숨을 들이마시면서 1번 자
세로 돌아간다.

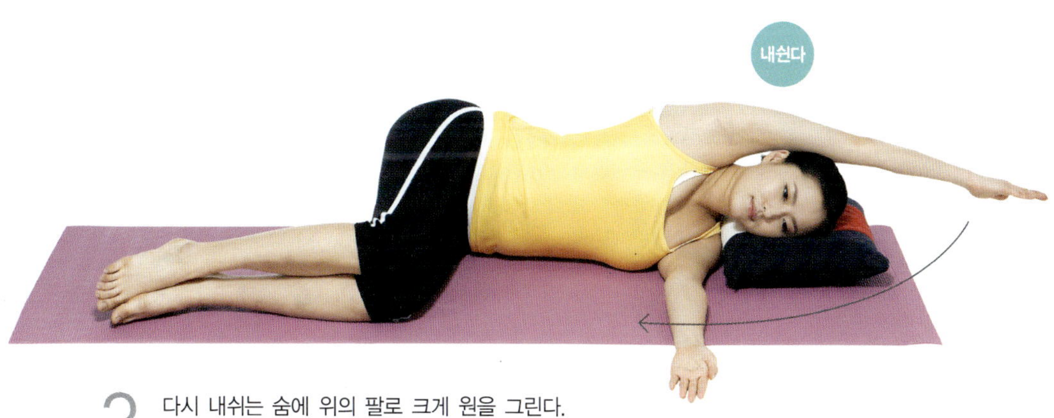

3 다시 내쉬는 숨에 위의 팔로 크게 원을 그린다.
시선은 자연스럽게 손끝을 따라 움직인다.

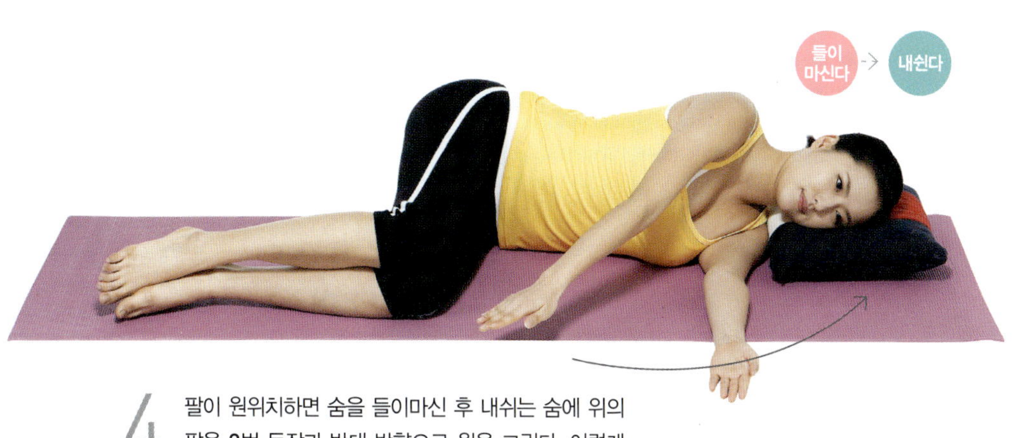

4 팔이 원위치하면 숨을 들이마신 후 내쉬는 숨에 위의
팔을 3번 동작과 반대 방향으로 원을 그린다. 이렇게
1~4번 동작까지 실시하면 1회다. 5회 실시한 후 반
대 방향으로 누워 반대쪽도 실시한다.

무릎 들고 상체 말아 올리기

복근을 전체적으로 단련시키는 동작으로 뱃살을 빼주고 처지기 쉬운 복부를 탄력 있게 만든다.

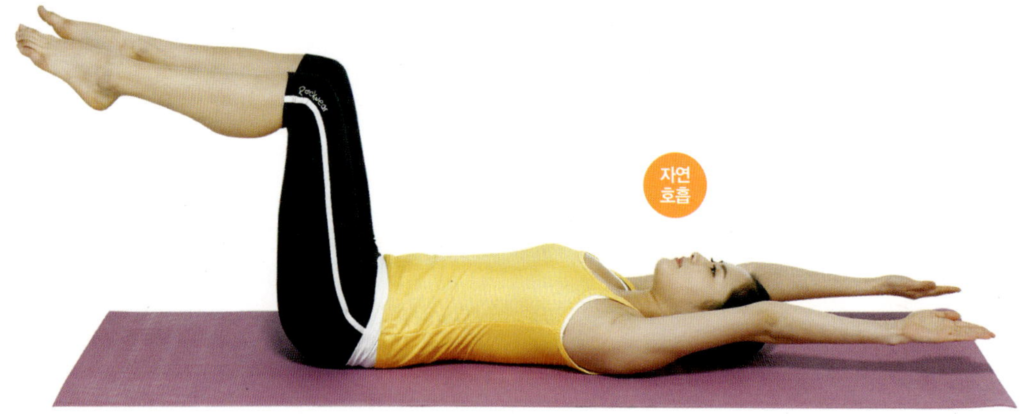

1 바닥에 누워 무릎을 직각으로 구부려 들어 올린다. 다리를 골반 너비로 벌리고 양팔을 머리 위로 뻗는다.

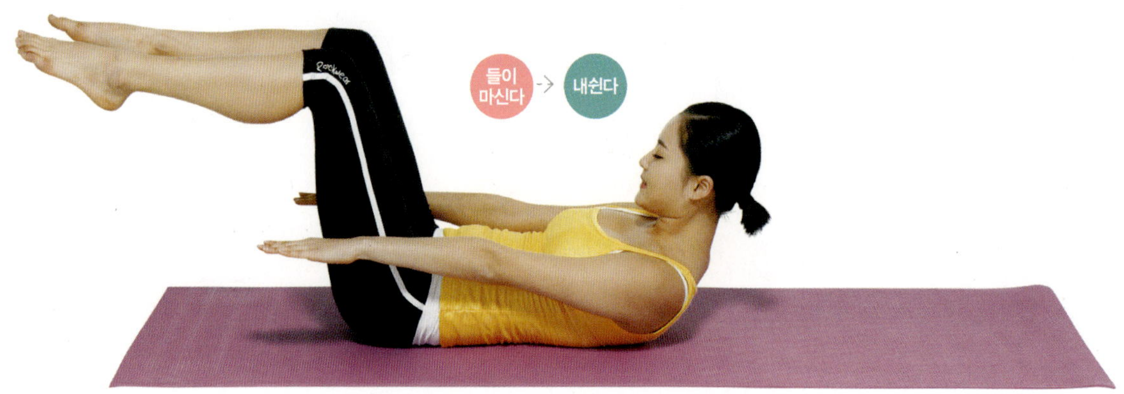

2 숨을 들이마신 후 내쉬는 숨에 양팔을 앞으로 뻗어 어깨높이까지 내리며 상체를 들어 올린다.

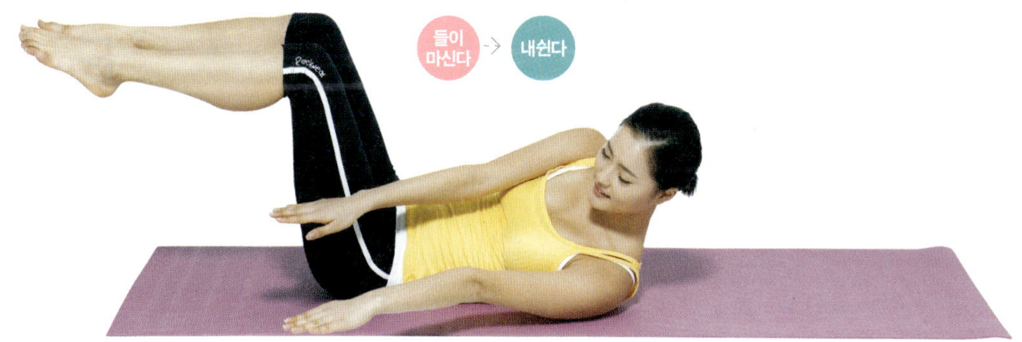

3 숨을 들이마시며 1번 자세로 돌아갔다가, 내쉬는 숨에 양팔을 왼쪽으로 뻗으며 상체를 들어 올린다.

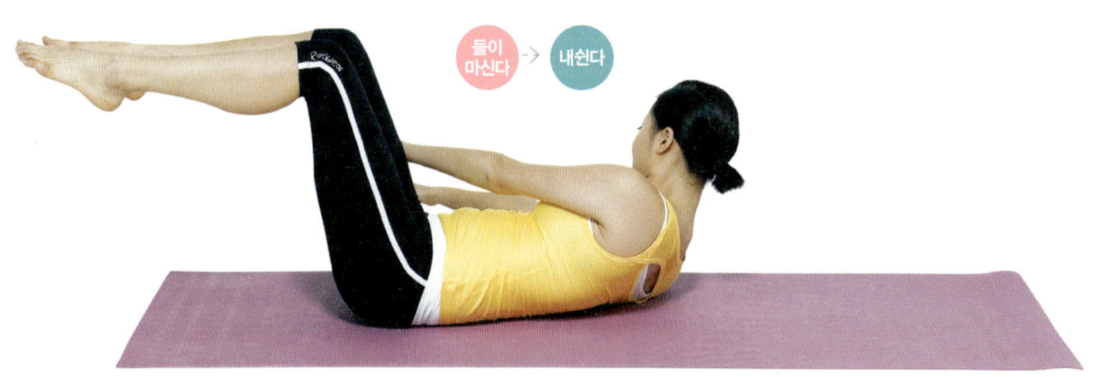

4 다시 숨을 들이마시며 1번 자세로 돌아갔다가, 내쉬는 숨에 양팔을 오른쪽으로 뻗으며 상체를 들어 올린다.

엎드려 누워 상체 올리기

책상 앞에 앉아 있는 시간이 많아 등 근육이 굳어 있는 사람에게 좋은 동작
이다. 굽은 등을 펴줄 뿐 아니라 옆구리도 탄탄하게 만들어준다.

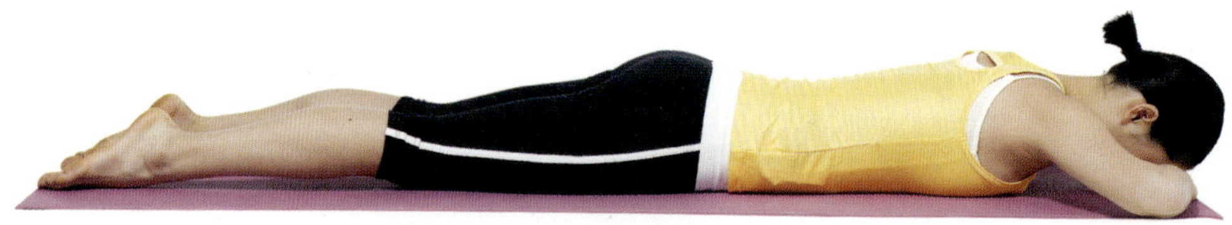

1 엎드려 누은 상태에서 두 손을 포개고 이마
를 손등 위에 내려놓는다.

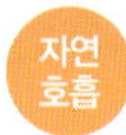

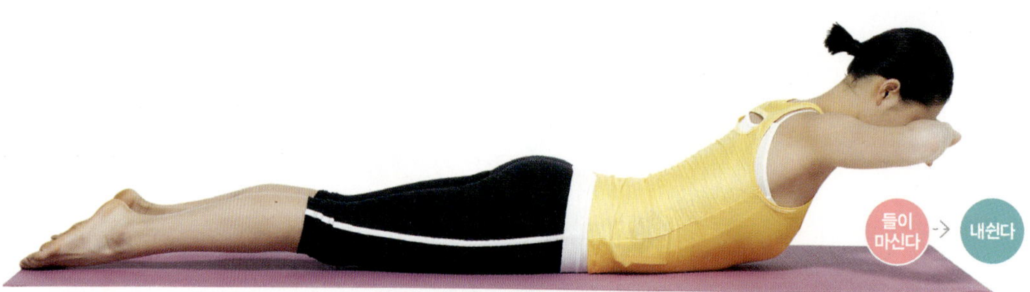

2 숨을 들이마신 후 내쉬는 숨에 상체와 포갠
두 손을 들어 올린다.

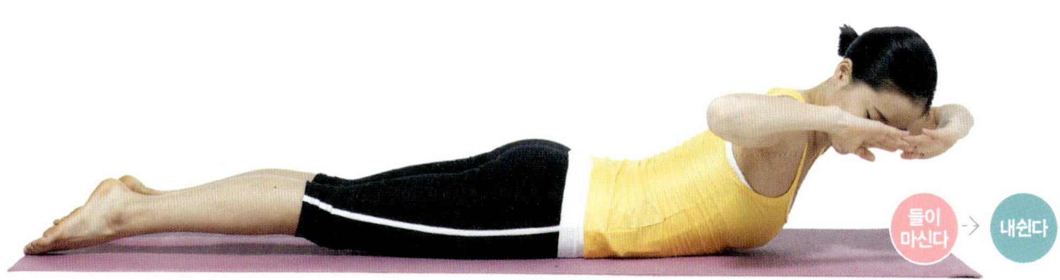

3 숨을 들이마시고 내쉬는 숨에 상체를 오른쪽
으로 수평 이동한다.

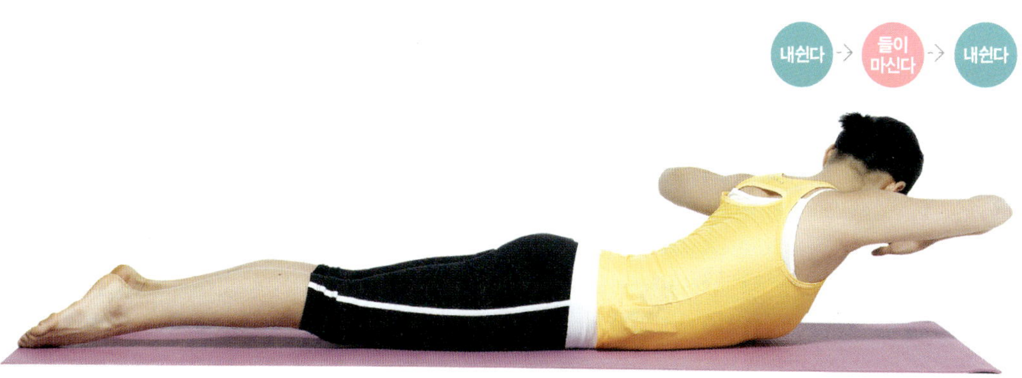

4 다시 내쉬는 숨에 왼쪽으로 수평 이동한다.
숨을 들이마시면서 가운데로 돌아온 후 숨을
내쉬면서 상체를 내려 1번 자세로 돌아가면
1회다.

상체 비틀며 내려가기

옆구리와 복부를 자극해서 허리선을 날씬하게 만들어준다. 척추 근육의 좌
우 균형을 맞춰주는 효과도 있다.

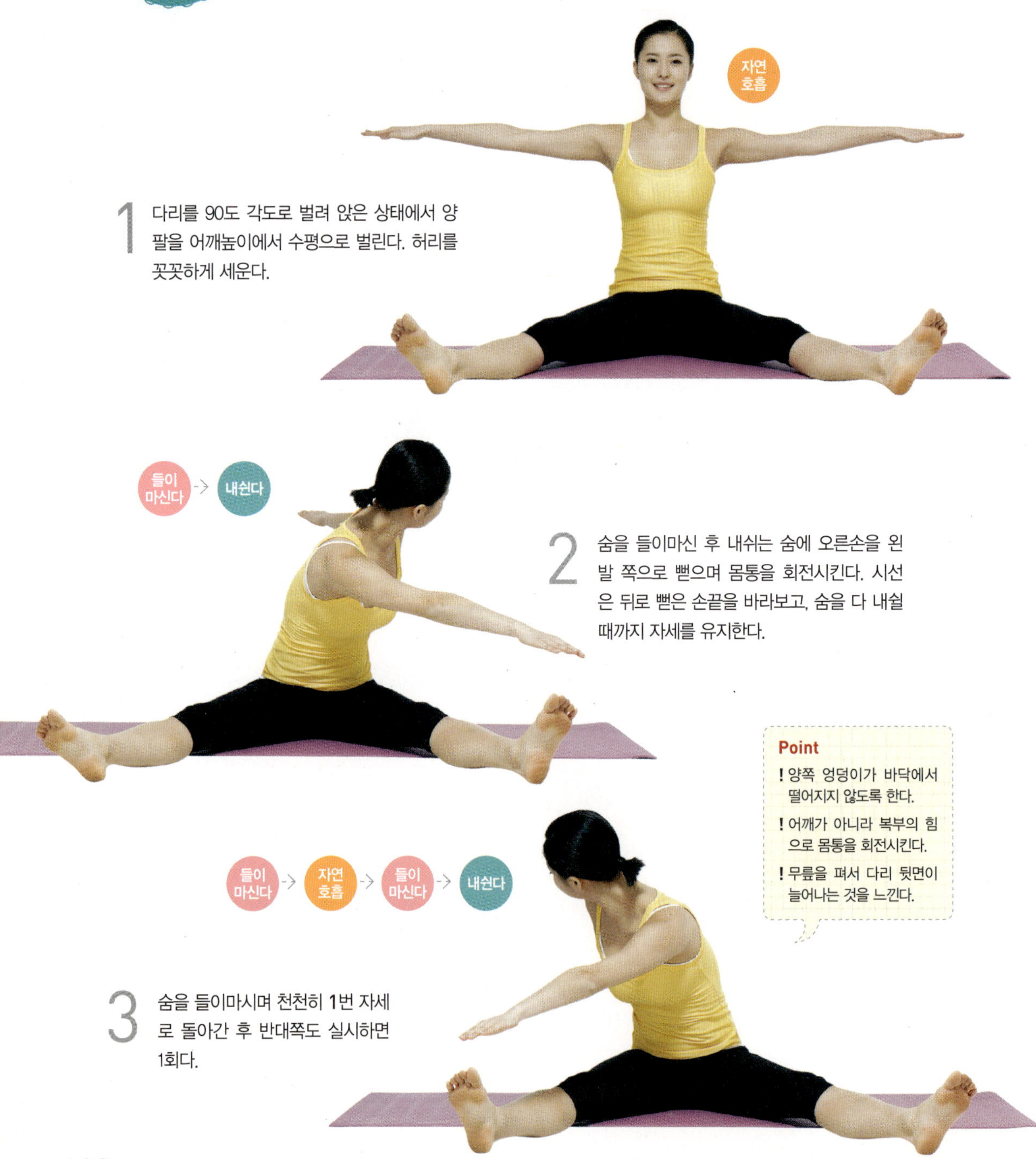

1 다리를 90도 각도로 벌려 앉은 상태에서 양
팔을 어깨높이에서 수평으로 벌린다. 허리를
꼿꼿하게 세운다.

2 숨을 들이마신 후 내쉬는 숨에 오른손을 왼
발 쪽으로 뻗으며 몸통을 회전시킨다. 시선
은 뒤로 뻗은 손끝을 바라보고, 숨을 다 내쉴
때까지 자세를 유지한다.

Point
! 양쪽 엉덩이가 바닥에서
떨어지지 않도록 한다.
! 어깨가 아니라 복부의 힘
으로 몸통을 회전시킨다.
! 무릎을 펴서 다리 뒷면이
늘어나는 것을 느낀다.

3 숨을 들이마시며 천천히 1번 자세
로 돌아간 후 반대쪽도 실시하면
1회다.

**2단계
3~6주
10회 1세트**

옆으로 누워 팔굽혀펴기

꾸준히 실시하면 어깨와 쇄골 라인이 바르게 잡힐 뿐 아니라 팔뚝 살과 옆구리 살이 빠져 아름다운 상체 라인을 만들 수 있다.

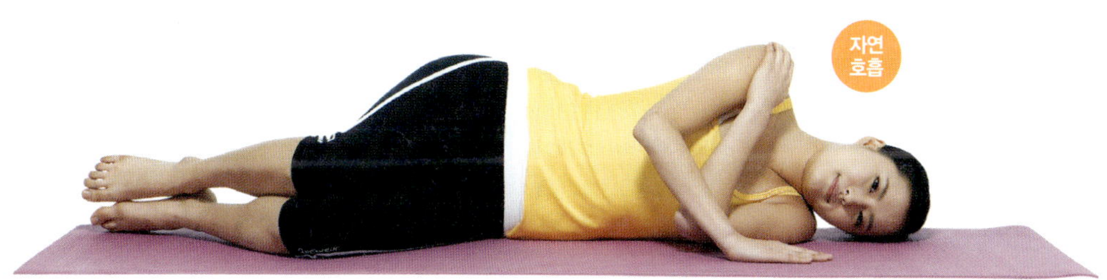

1 옆으로 누워 두 다리를 포개서 직각으로 구부린다. 바닥 쪽 손은 반대쪽 어깨를 감싸고 반대쪽 손은 어깨 앞쪽 바닥에 내려놓는다.

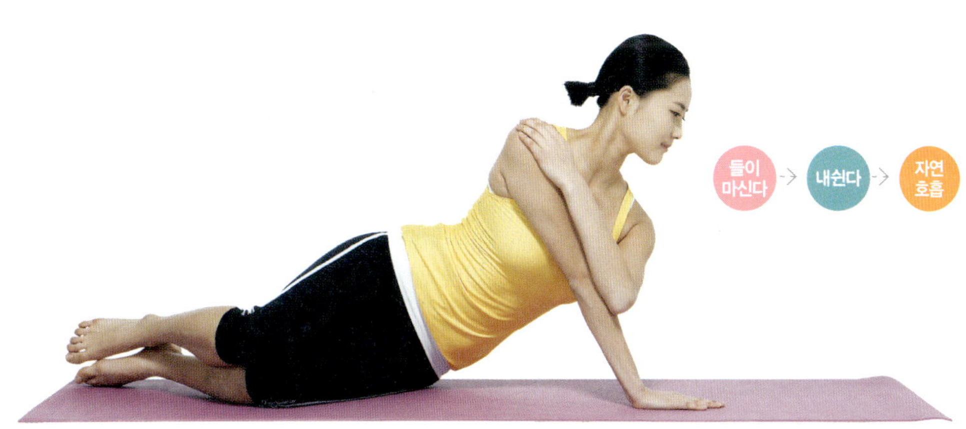

2 숨을 들이마신 후 내쉬는 숨에 바닥을 지지한 팔로 상체를 일으켜 세운다. 자연스럽게 호흡하며 3~5초간 자세를 유지한다. 숨을 내쉬며 천천히 1번 자세로 돌아간다.

Point
! 다리가 바닥에서 뜨지 않도록 한다.
! 상체를 올릴 때 팔과 복부 힘을 함께 사용한다.

다리 뻗고 상체 들어 올리기

복부를 강화시켜 처진 뱃살을 탄력 있게 만들어주며 옆구리 근육에도 강한 자극을 준다. 허리 라인을 매력적으로 만들어주는 동작으로, 비뚤어진 좌우 균형을 맞추는 데도 도움이 된다.

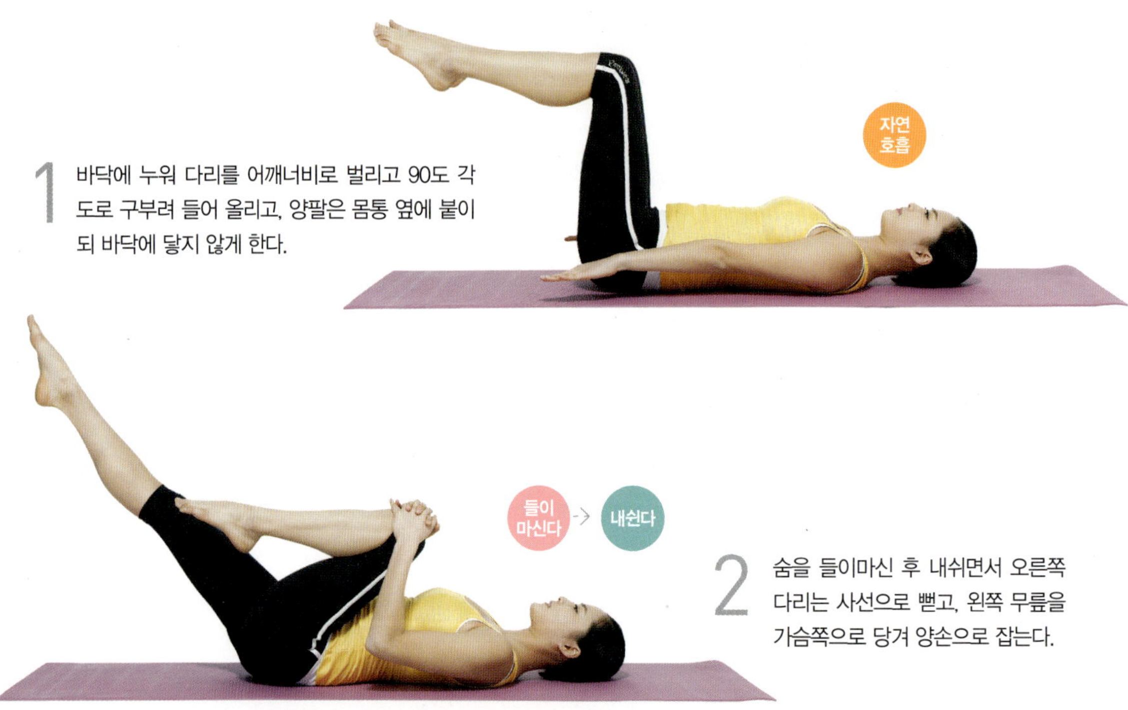

1 바닥에 누워 다리를 어깨너비로 벌리고 90도 각도로 구부려 들어 올리고, 양팔은 몸통 옆에 붙이되 바닥에 닿지 않게 한다.

2 숨을 들이마신 후 내쉬면서 오른쪽 다리는 사선으로 뻗고, 왼쪽 무릎을 가슴쪽으로 당겨 양손으로 잡는다.

Point
! 다리를 사선으로 길게 뻗는다.

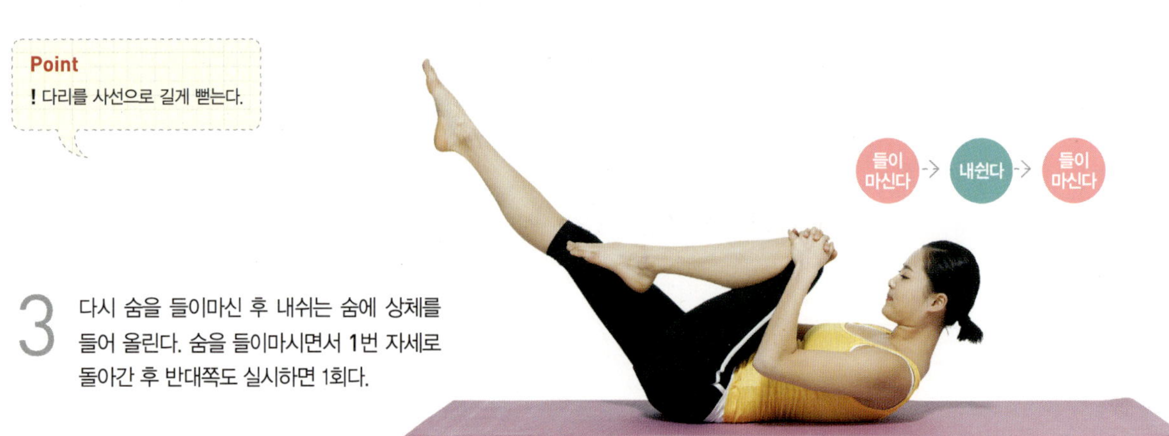

3 다시 숨을 들이마신 후 내쉬는 숨에 상체를 들어 올린다. 숨을 들이마시면서 1번 자세로 돌아간 후 반대쪽도 실시하면 1회다.

앉아서 엉덩이 띄우기

말린 어깨를 펴고 쇄골 라인을 돋보이게 만드는 동작으로, 체력을 기를 수 있는 전신 근력 운동이다.

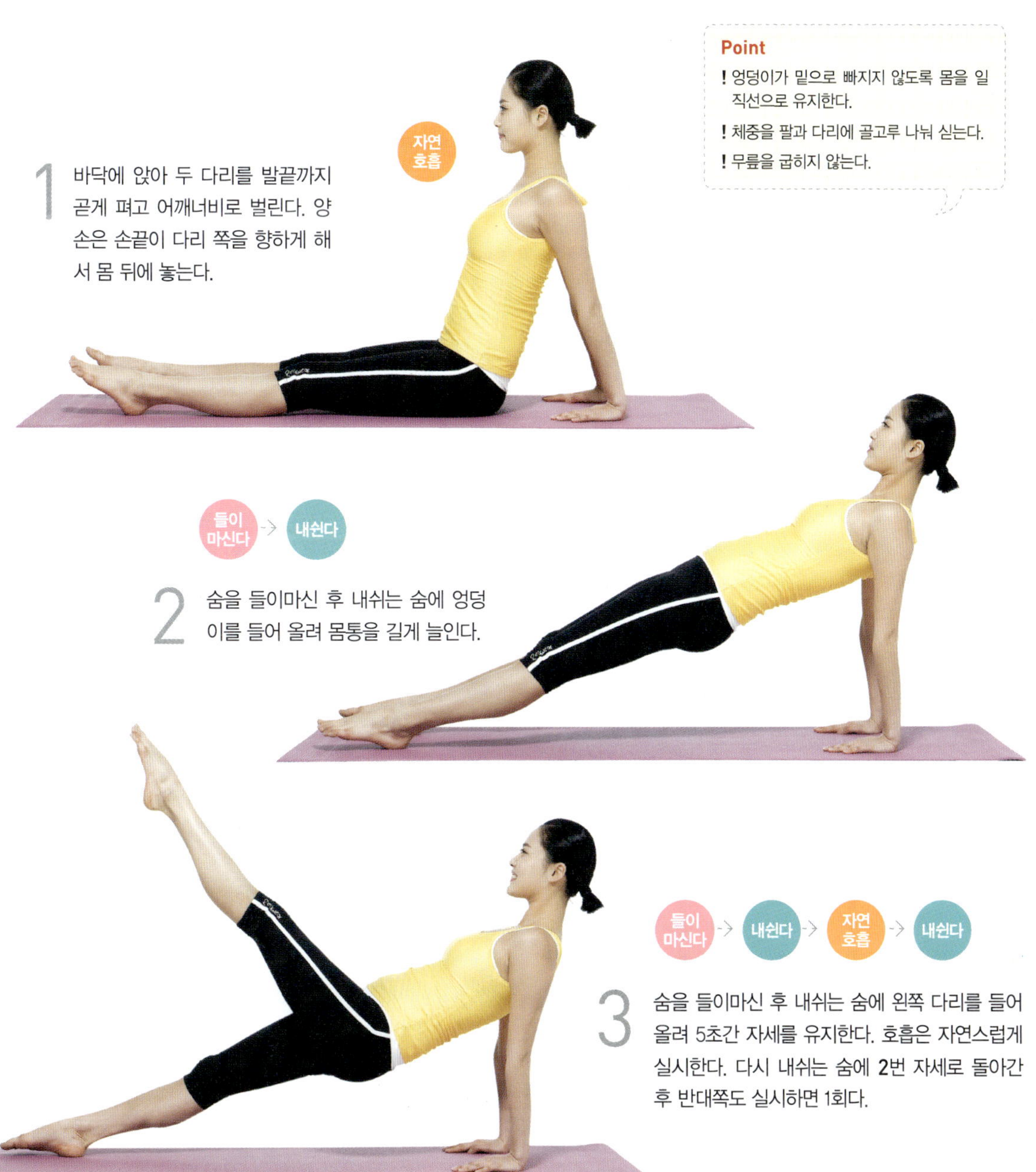

1 바닥에 앉아 두 다리를 발끝까지 곧게 펴고 어깨너비로 벌린다. 양 손은 손끝이 다리 쪽을 향하게 해서 몸 뒤에 놓는다.

2 숨을 들이마신 후 내쉬는 숨에 엉덩이를 들어 올려 몸통을 길게 늘인다.

3 숨을 들이마신 후 내쉬는 숨에 왼쪽 다리를 들어 올려 5초간 자세를 유지한다. 호흡은 자연스럽게 실시한다. 다시 내쉬는 숨에 **2**번 자세로 돌아간 후 반대쪽도 실시하면 1회다.

엎드려 100번 호흡하기

등 근육을 자극해 군살을 제거해주고 늘어지기 쉬운 팔뚝 살을 탄탄하게 만든다.

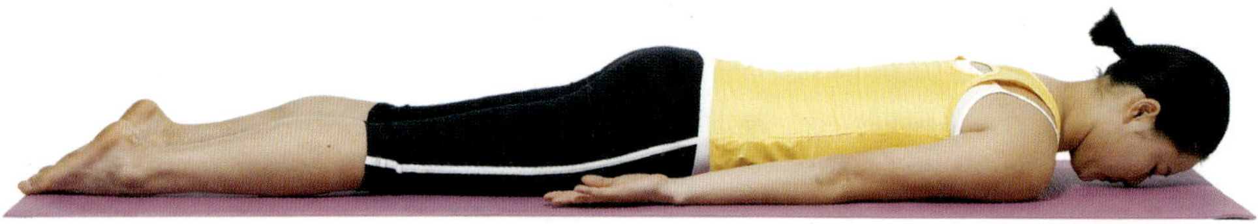

1 엎드려 누워 두 발을 어깨너비로 벌리고, 양 팔을 몸통 옆에 손바닥이 천장을 향하도록 내려놓는다.

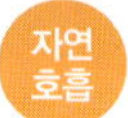

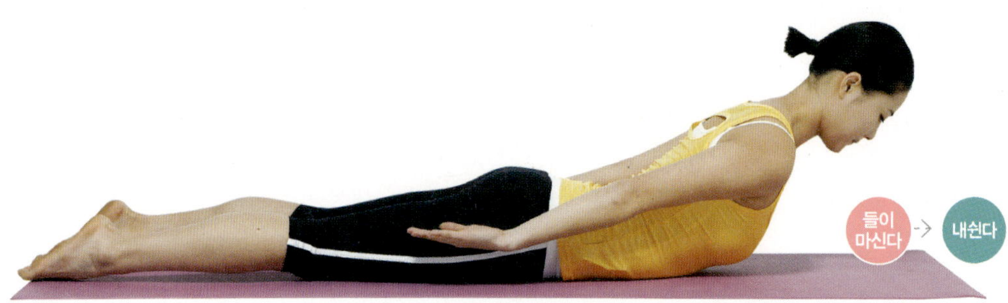

2 숨을 들이마신 후 내쉬는 숨에서 두 팔을 뒤쪽으로 뻗으며 상체를 들어 올린다.

Point

! 상 · 하체는 움직이지 않고 팔만 흔든다.

! 목에 지나치게 힘을 주지 않는다.

! 다리가 바닥에서 뜨지 않도록 복부에 힘을 준다.

! 두 팔을 뒤에서 잡아당긴다는 느낌으로 어깨를 벌리고 가슴을 활짝 연다.

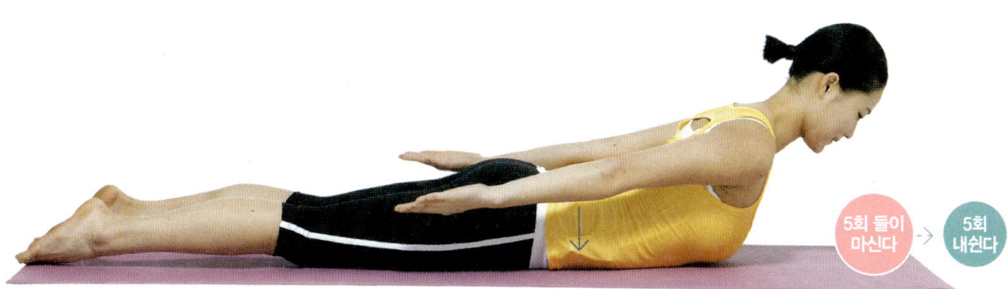

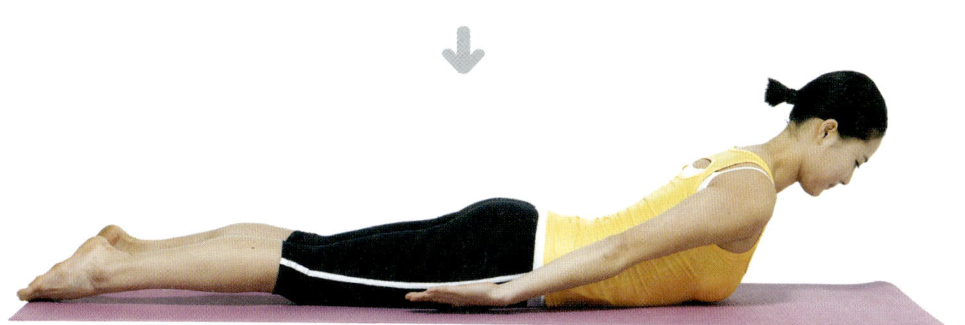

3 숨을 짧게 5번으로 나눠 코로 들이마신 후 다시 짧게 5번으로 나눠 내쉰다. 두 팔은 호흡에 맞춰 위아래로 흔든다. 이렇게 숨을 들이마시고 내쉬면 1회다. 상체를 든 상태에서 연속해서 10회를 실시하되, 체력이 약한 사람은 5번으로 나눠 쉬는 호흡을 2~3번으로 줄여 실시한다.

팔 굽혔다 한 팔 들기

복부와 척추 근육은 물론 팔 근육까지 강하게 자극하는 동작이다. 탄탄하고
매력적인 팔 라인을 만들 수 있다.

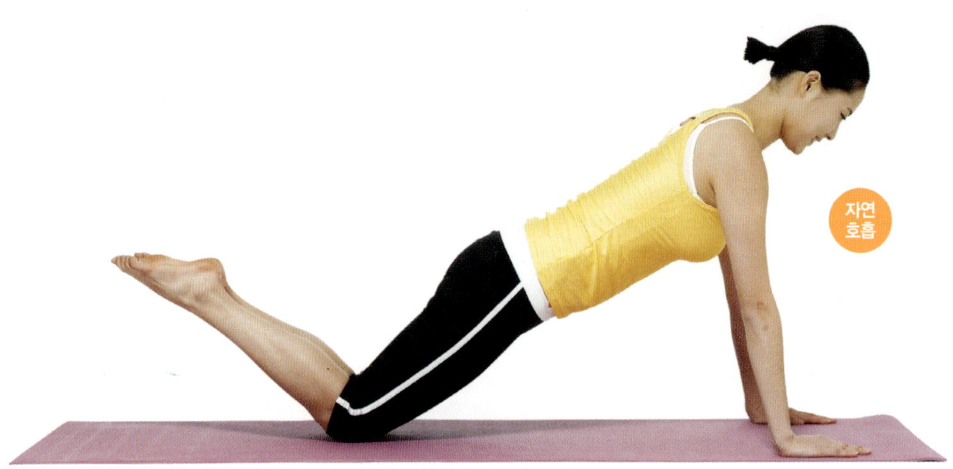

1 바닥을 마주 본 상태에서 양손을 어깨너비보다 조금
넓게 벌려 바닥을 지지하고 두 다리를 붙여 90도 각
도로 구부린다.

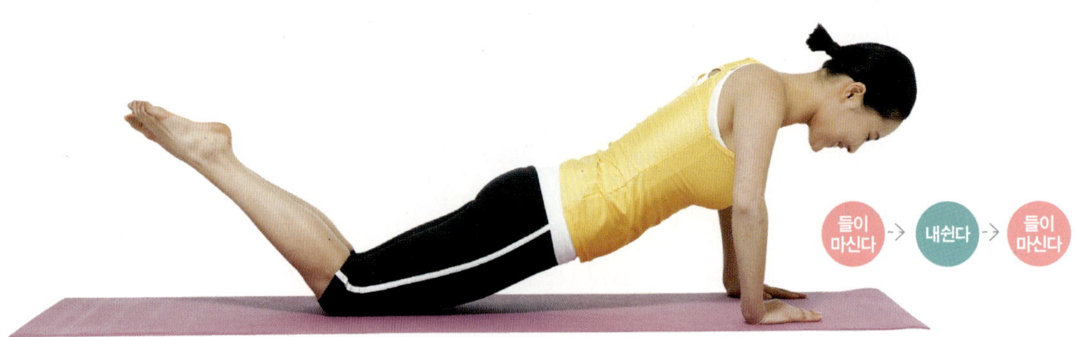

2 숨을 들이마신 후 내쉬는 숨에 천천히 팔을 굽혀 내려
간다. 최저점에서 숨을 모두 내쉴 때까지 자세를 유지
했다가 숨을 들이마시면서 1번 자세로 돌아간다.

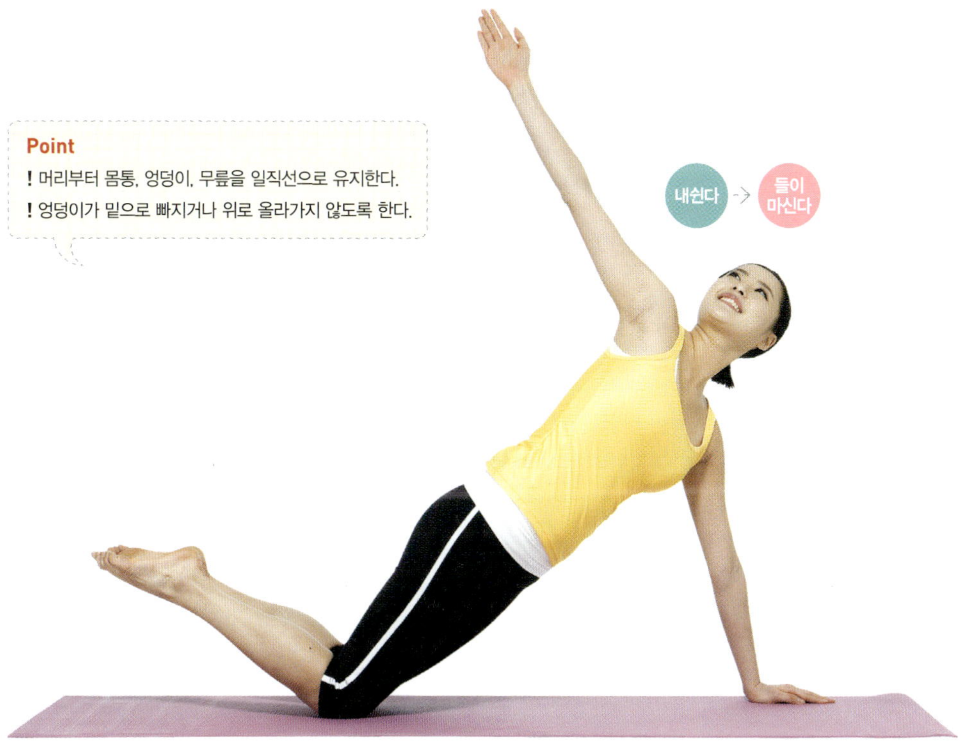

3 내쉬는 숨에 오른팔을 위로 뻗은 상태에서 5초간 유지한 후 숨을 들이마시면서 1번 자세로 돌아간다.

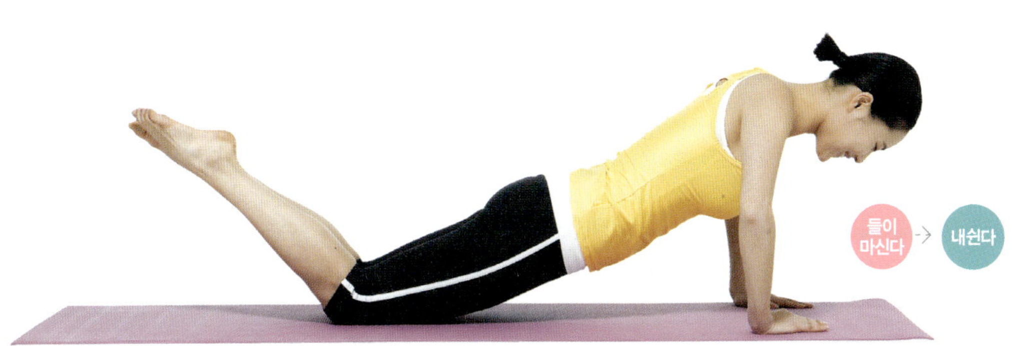

4 다시 2번 동작을 실시한 후 팔을 바꿔 왼팔을 위로 뻗으면 1회다.

1단계
1~2주
10회 2세트

상체 말아 내려가기

척추에 정체된 기혈을 순환시켜주며 척추 전체의 유연성과 힘을 길러준다.

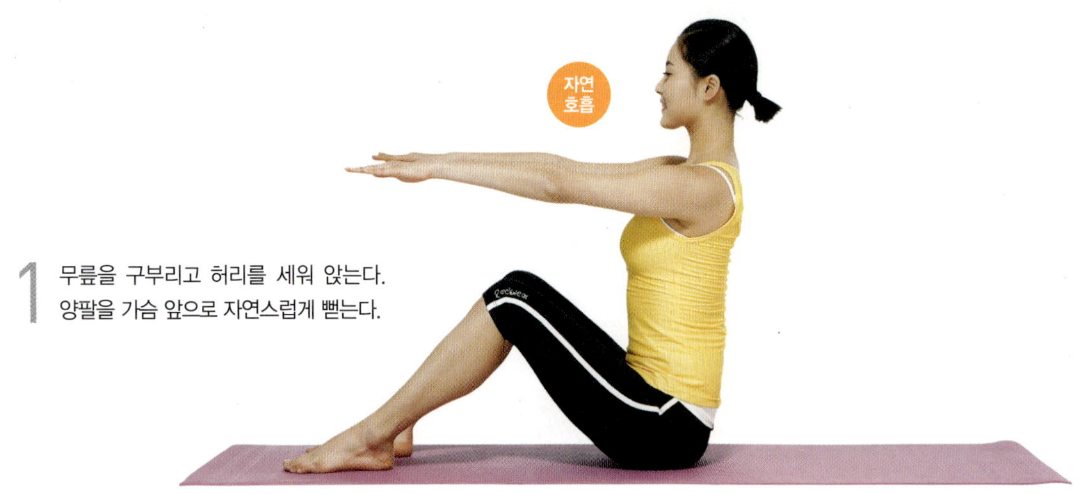

1 무릎을 구부리고 허리를 세워 앉는다.
양팔을 가슴 앞으로 자연스럽게 뻗는다.

Point

! 복부의 힘으로 상체를 내리고 올린다.

! 목과 어깨에 힘을 주지 않는다.

! 허리가 약한 사람은 엉덩이에 쿠션을 받친다.

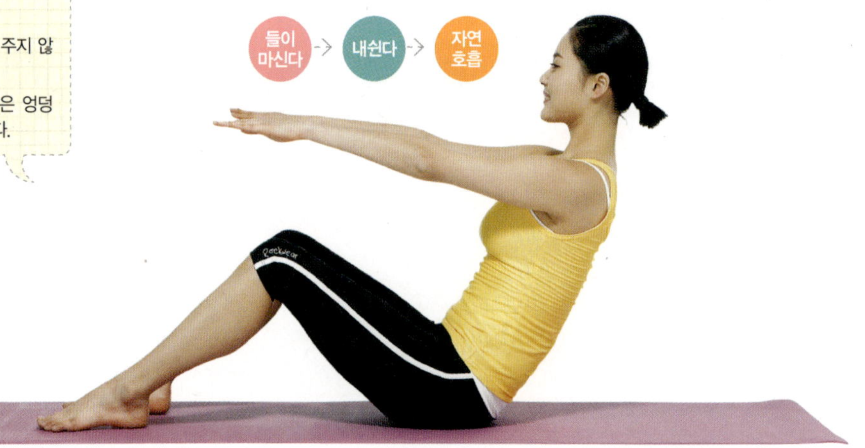

2 숨을 들이마신 후 내쉬는 숨에 척추를 꼬리뼈부터 한 마디씩 바닥에 내려놓는다는 느낌으로 상체를 둥글게 말며 내려간다. 45도 정도까지 내려왔을 때 정지한 후 자연스럽게 호흡하며 5초간 자세를 유지한다. 내쉬는 숨에 천천히 1번 자세로 돌아간다.

인어 자세 1

고관절을 유연하게 만들고 옆구리 체지방을 자극해 허리 라인을 예쁘게 잡
아준다. 등 근육을 이완시켜 쓸데없는 군살을 제거한다.

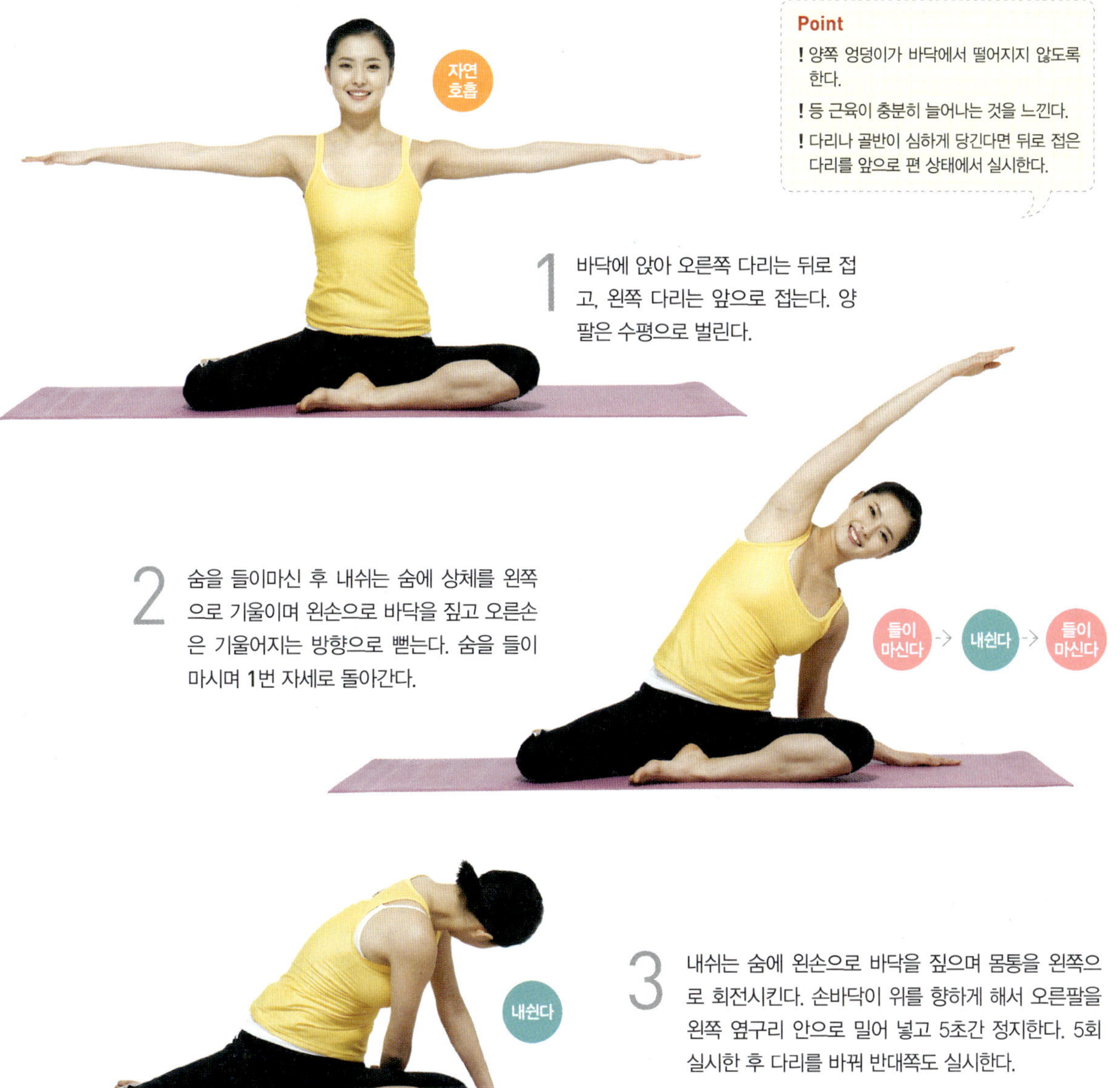

Point

! 양쪽 엉덩이가 바닥에서 떨어지지 않도록
   한다.

! 등 근육이 충분히 늘어나는 것을 느낀다.

! 다리나 골반이 심하게 당긴다면 뒤로 접은
   다리를 앞으로 편 상태에서 실시한다.

1 바닥에 앉아 오른쪽 다리는 뒤로 접
고, 왼쪽 다리는 앞으로 접는다. 양
팔은 수평으로 벌린다.

2 숨을 들이마신 후 내쉬는 숨에 상체를 왼쪽
으로 기울이며 왼손으로 바닥을 짚고 오른손
은 기울어지는 방향으로 뻗는다. 숨을 들이
마시며 1번 자세로 돌아간다.

3 내쉬는 숨에 왼손으로 바닥을 짚으며 몸통을 왼쪽으
로 회전시킨다. 손바닥이 위를 향하게 해서 오른팔을
왼쪽 옆구리 안으로 밀어 넣고 5초간 정지한다. 5회
실시한 후 다리를 바꿔 반대쪽도 실시한다.

옆으로 상체 올리기

복근 옆에 있는 복사근, 즉 옆구리 부위를 강하게 단련시키는 동작으로 튀어나온 옆구리 살을 정리하는 데 도움이 된다.

1 옆으로 누워 다리를 90도 각도로 구부린다. 바닥쪽 팔은 사선으로 뻗고 반대쪽 팔은 머리 뒤에 받친다. 바닥쪽 겨드랑이 아래 흉곽 밑에 수건을 끼운다.

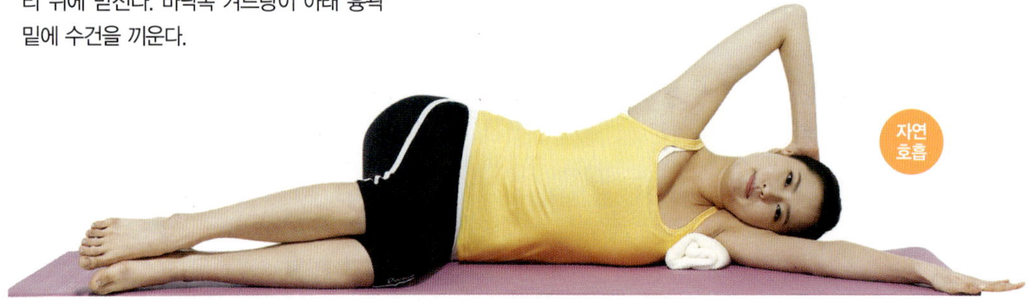

2 숨을 들이마신 후 내쉬는 숨에 바닥쪽 겨드랑이가 바닥에서 떨어질 정도까지 상체를 올린다.

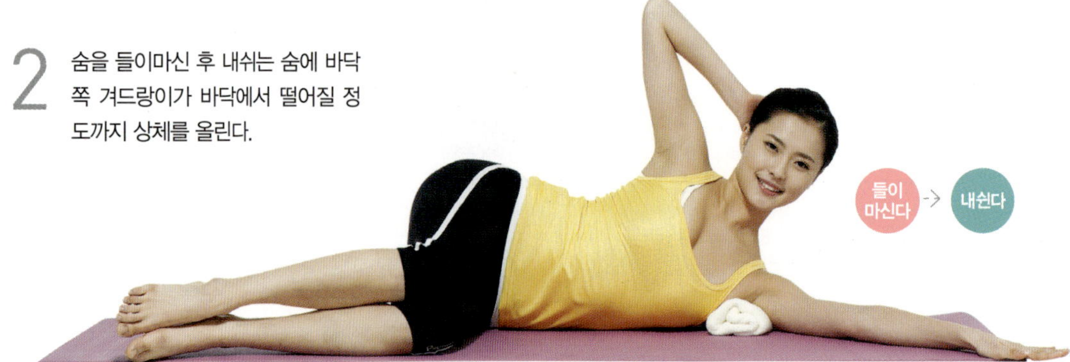

3 숨을 들이마시면서 **1**번 자세로 돌아간다. 10회 1세트 실시한 후 반대쪽을 실시한다. 좌우 1세트씩 번갈아 실시한다.

상체 굽혔다 한쪽 다리 뻗기

복부의 힘을 길러주는 동시에 다리 뒷면을 강하게 자극해서 매끈하고 탄력
있는 다리 라인을 만들어준다.

Point

! 골반이 한쪽으로 기울지
않도록 한다.

! 허리가 꺾이지 않도록
몸통을 일직선으로 유지
한다.

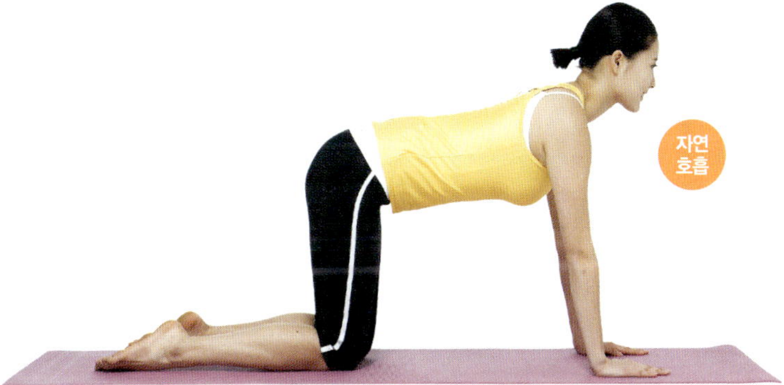

1 양손을 어깨너비로 벌리고 무릎을 골반
너비로 벌려 바닥을 지지한다.

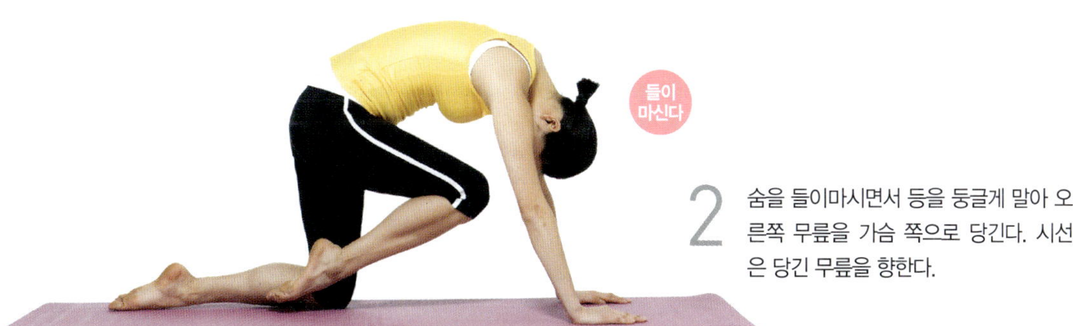

2 숨을 들이마시면서 등을 둥글게 말아 오
른쪽 무릎을 가슴 쪽으로 당긴다. 시선
은 당긴 무릎을 향한다.

3 숨을 내쉬면서 오른쪽 무릎을 펴서 다리를 뒤로
길게 뻗는다. 시선은 자연스럽게 정면을 향한다.
10회 실시 후 반대쪽도 실시한다. 좌우 1세트씩
번갈아 실시한다.

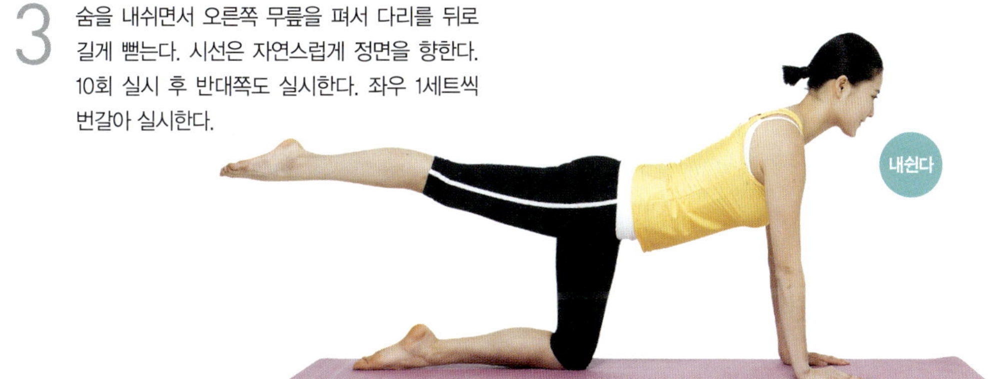

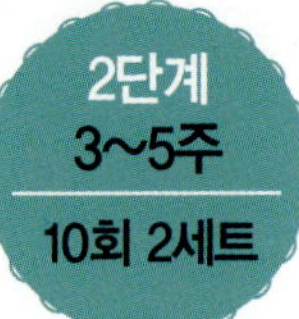

무릎 펴며 상체 올리기

척추 전체의 유연성과 힘을 길러 자세 교정에 도움을 준다. 복근을 강하게
자극하기 때문에 탄탄한 복부를 만들 수 있다.

Point
! 어깨에 힘이 들어가지
  않도록 한다.
! 상체를 일으킬 때 반동
  없이 복부의 힘을 이용
  한다.

1 바닥에 누워 다리를 어깨너비로 벌리고 무릎을
세운 상태에서 양팔을 머리 위로 뻗는다.

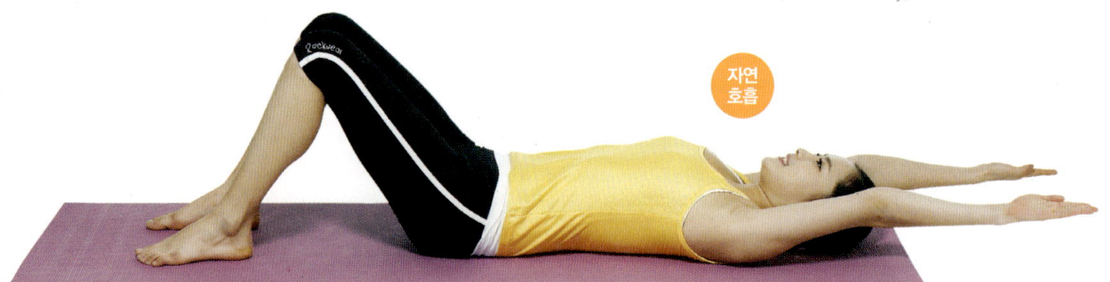

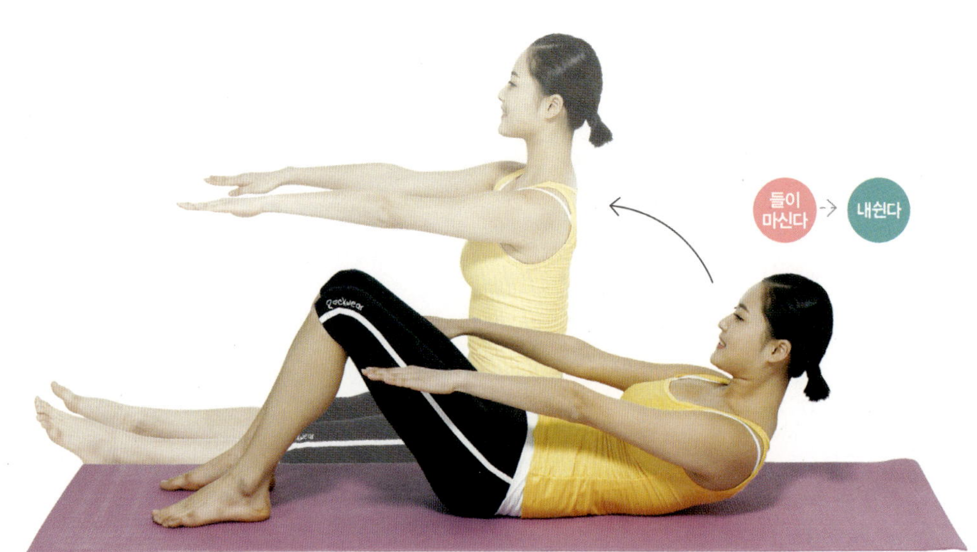

2 숨을 들이마신 후 내쉬는 숨에 양팔을 앞으로 뻗
으며 천천히 상체를 들어 올린다. 이때 척추를 한
마디씩 바닥에서 뗀다는 느낌으로 등을 둥글게
말면서 올라온다. 동시에 무릎을 천천히 편다.

3 숨을 들이마신 후 내쉬는 숨에 올라올 때와 반
대로 등을 둥글게 말면서 천천히 1번 자세로
돌아간다.

인어 자세 2

척추의 유연성을 향상시키고 어깨의 이완을 도와 굳은 어깨를 풀어준다. 복부가 충분히 늘어나므로 내부 장기가 자극되어 소화 기능도 좋아진다.

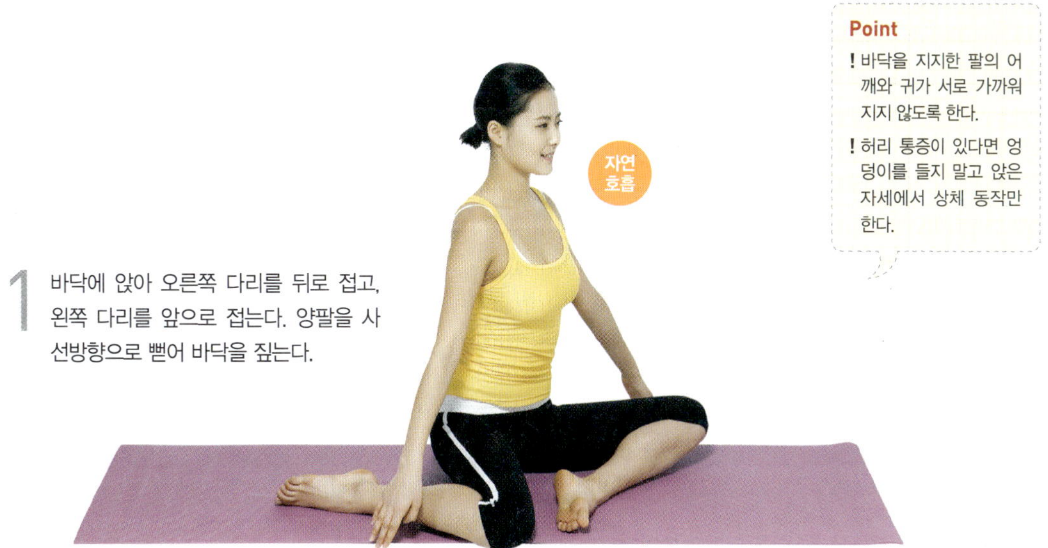

Point

! 바닥을 지지한 팔의 어깨와 귀가 서로 가까워지지 않도록 한다.

! 허리 통증이 있다면 엉덩이를 들지 말고 앉은 자세에서 상체 동작만 한다.

1 바닥에 앉아 오른쪽 다리를 뒤로 접고, 왼쪽 다리를 앞으로 접는다. 양팔을 사선방향으로 뻗어 바닥을 짚는다.

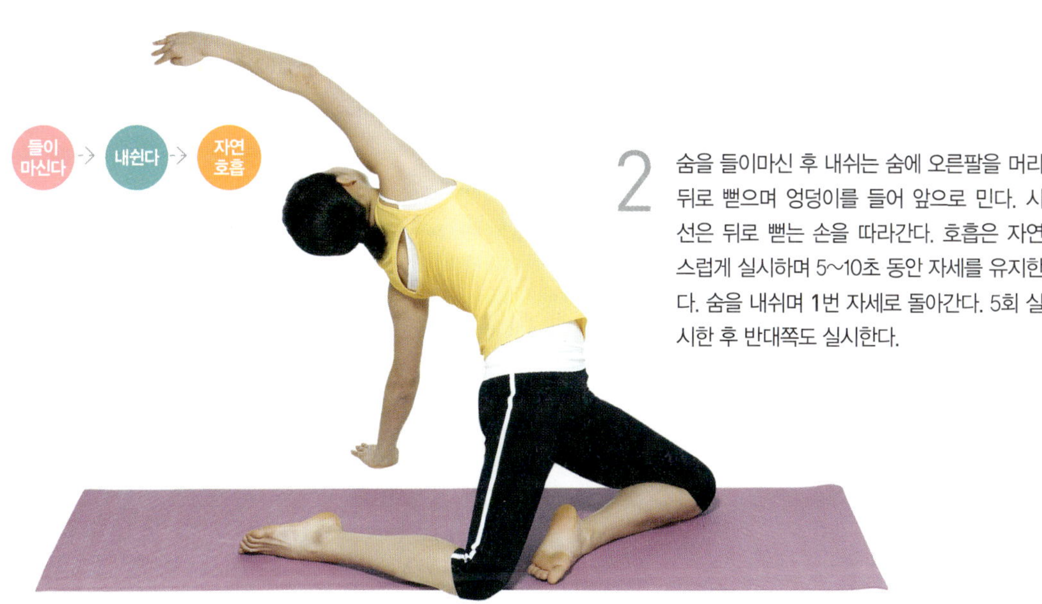

2 숨을 들이마신 후 내쉬는 숨에 오른팔을 머리 뒤로 뻗으며 엉덩이를 들어 앞으로 민다. 시선은 뒤로 뻗는 손을 따라간다. 호흡은 자연스럽게 실시하며 5~10초 동안 자세를 유지한다. 숨을 내쉬며 1번 자세로 돌아간다. 5회 실시한 후 반대쪽도 실시한다.

엎드려 팔 뻗으며 다리 들기

엉덩이를 탄탄하고 볼륨 있게 만들어주는 동작으로 힙업에 탁월한 효과가 있다.

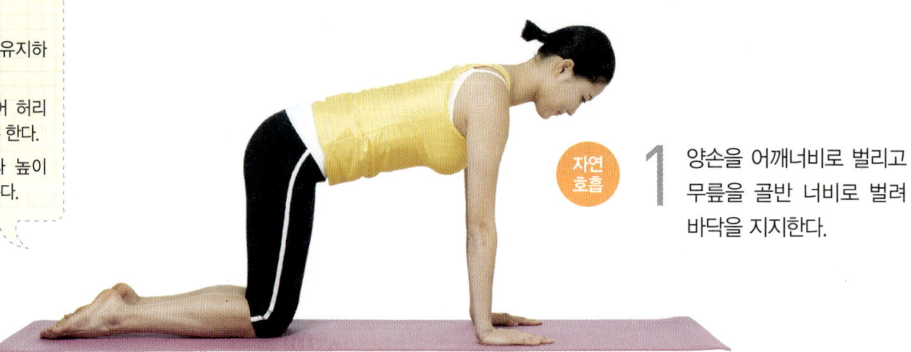

1 양손을 어깨너비로 벌리고 무릎을 골반 너비로 벌려 바닥을 지지한다.

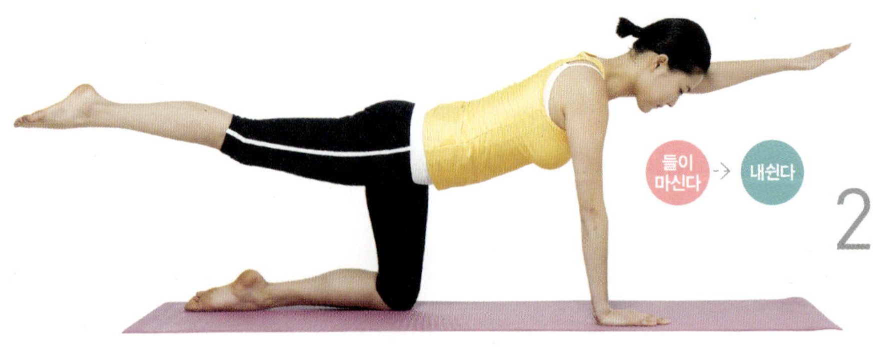

2 숨을 들이마신 후 내쉬는 숨에 왼팔을 바닥과 수평으로 들어 올리면서 동시에 오른쪽 다리를 뒤로 쭉 뻗는다.

3 뻗은 다리를 좀 더 길게 뻗었다가, 내쉬는 숨에 무릎을 구부리고 마시는 숨에 펴기를 5번 반복한다.

4 숨을 내쉬며 1번 자세로 돌아가면 1회다. 좌우 5회씩 번갈아 실시한다.

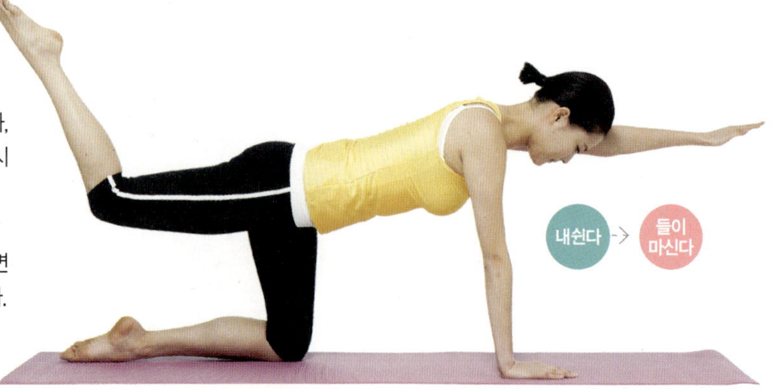

옆구리 늘이기

상체를 옆으로 기울이는 동작을 통해 옆구리가 강하게 자극된다. 탄탄하고
날씬한 허리 라인을 갖기 위해서 반드시 필요한 동작이다.

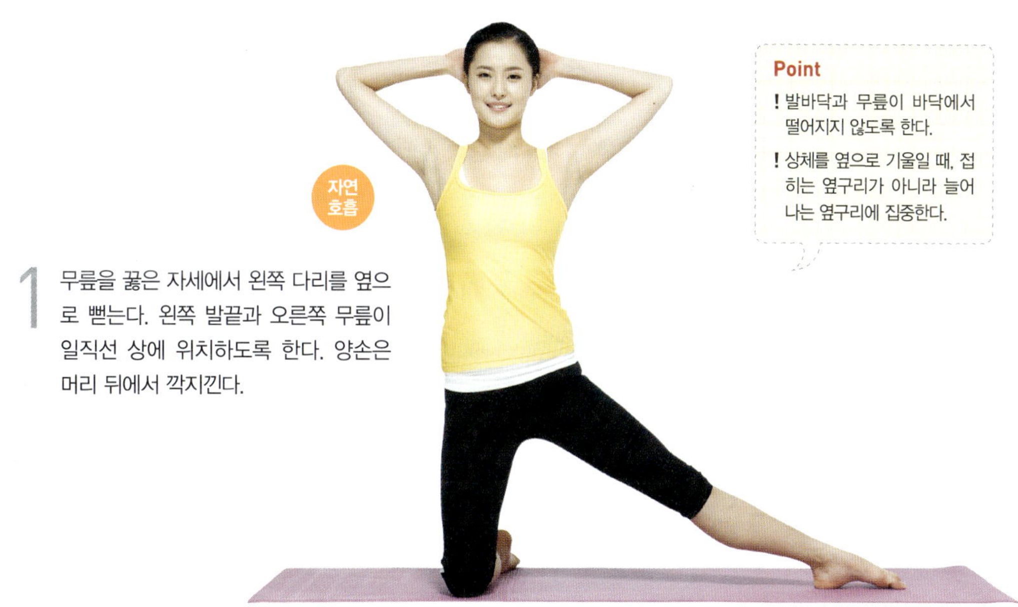

1 무릎을 꿇은 자세에서 왼쪽 다리를 옆으
로 뻗는다. 왼쪽 발끝과 오른쪽 무릎이
일직선 상에 위치하도록 한다. 양손은
머리 뒤에서 깍지낀다.

> **Point**
> ! 발바닥과 무릎이 바닥에서
>   떨어지지 않도록 한다.
> ! 상체를 옆으로 기울일 때, 접
>   히는 옆구리가 아니라 늘어
>   나는 옆구리에 집중한다.

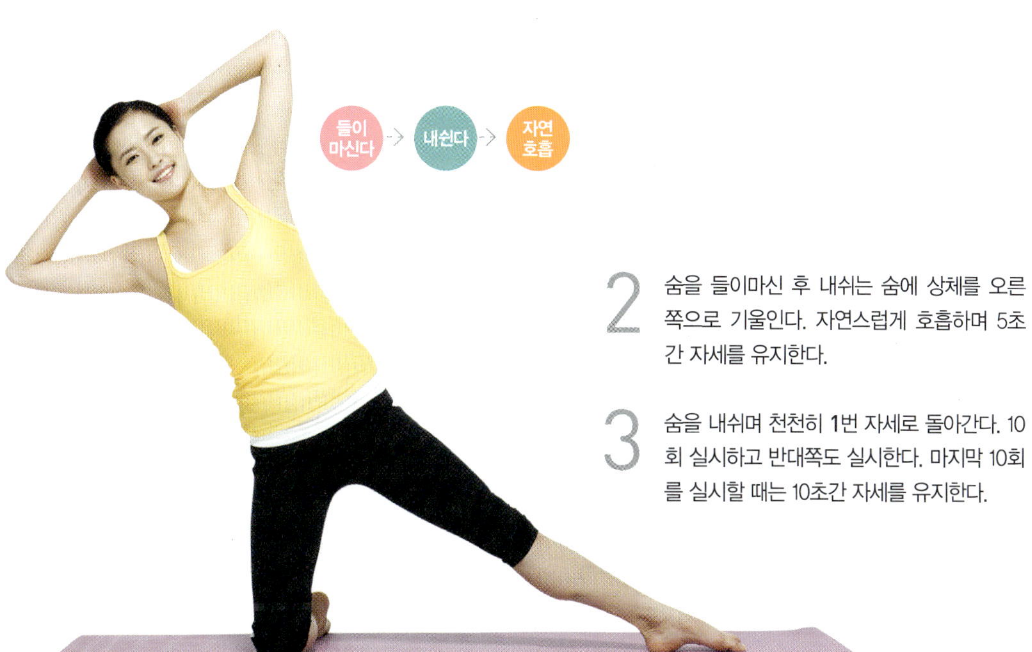

2 숨을 들이마신 후 내쉬는 숨에 상체를 오른
쪽으로 기울인다. 자연스럽게 호흡하며 5초
간 자세를 유지한다.

3 숨을 내쉬며 천천히 1번 자세로 돌아간다. 10
회 실시하고 반대쪽도 실시한다. 마지막 10회
를 실시할 때는 10초간 자세를 유지한다.

티저 자세

척추는 물론 코어 전체를 강화시키는 데 매우 효과적이다. 척추 유연성을
증가시켜 전신의 기혈순환을 촉진시킨다.

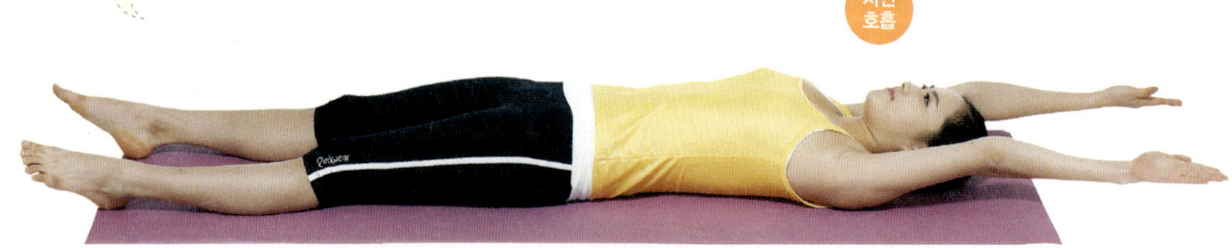

1 바닥에 누워 양팔과 양다리를 위아래로 쭉 편다.
다리는 어깨너비로 벌린다.

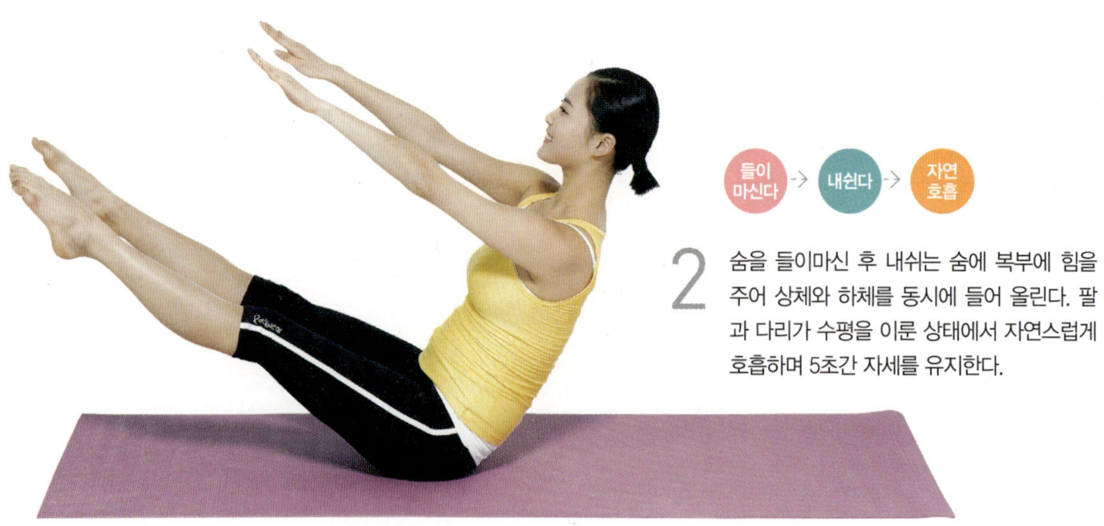

2 숨을 들이마신 후 내쉬는 숨에 복부에 힘을
주어 상체와 하체를 동시에 들어 올린다. 팔
과 다리가 수평을 이룬 상태에서 자연스럽게
호흡하며 5초간 자세를 유지한다.

3 숨을 내쉬면서 꼬리뼈→허리→등→어깨 순으로 척
추를 한 마디씩 바닥에 내려놓는다는 느낌으로 상체
를 둥글게 말며 천천히 내려간다. 하체도 상체와 같은
속도로 천천히 내려 1번 자세로 돌아간다.

3단계
6~8주 5회 2세트 인어 자세 3

옆구리를 강하게 늘여 옆구리에 쌓인 체지방을 제거한다. 이 동작은 어깨관절을 튼튼하게 만들어주는 동작이다.

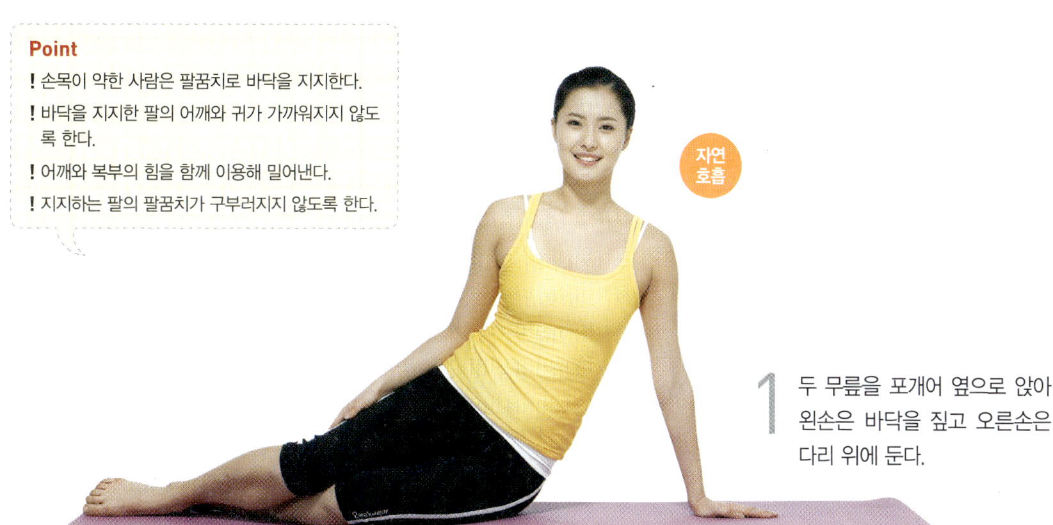

1 두 무릎을 포개어 옆으로 앉아 왼손은 바닥을 짚고 오른손은 다리 위에 둔다.

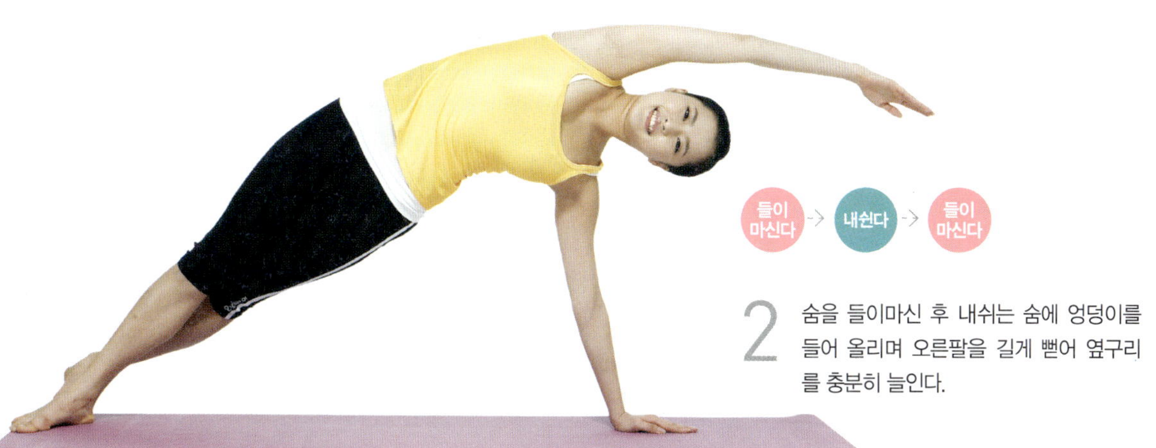

2 숨을 들이마신 후 내쉬는 숨에 엉덩이를 들어 올리며 오른팔을 길게 뻗어 옆구리를 충분히 늘인다.

3 숨을 들이마신 후 내쉬는 숨에 천천히 **1번** 자세로 돌아가면 1회다. 5회 실시하고 반대쪽도 실시한다. 마지막 5회를 실시할 때는 10초간 유지한다.

3단계
6~8주
10회 2세트

한쪽 무릎 구부렸다 뻗기

등과 다리 근육을 강하게 자극해 군살이 붙기 쉬운 등과 다리를 탄력 있게 만들어준다. 힙업과 함께 전신 혈액순환 촉진 효과도 얻을 수 있다.

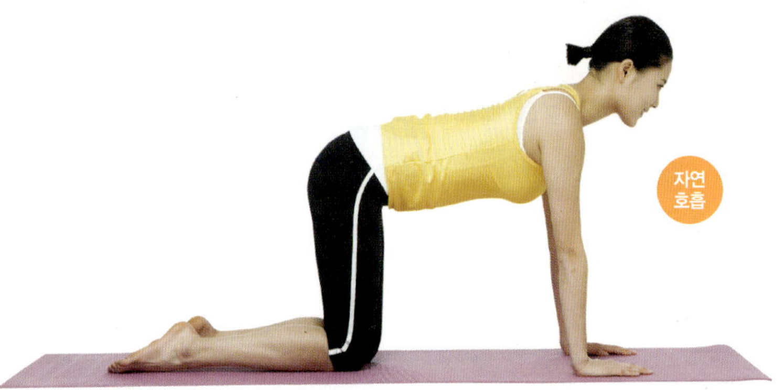

Point

! 지지하는 발바닥이 가능한 바닥에 닿도록 한다.

! 3번 동작 시 무릎을 구부리지 않도록 한다.

! 양 손바닥으로 바닥을 밀어내며 등을 곧게 편다.

1 양손을 어깨너비로 벌리고 무릎을 골반 너비로 벌려 바닥을 지지한다.

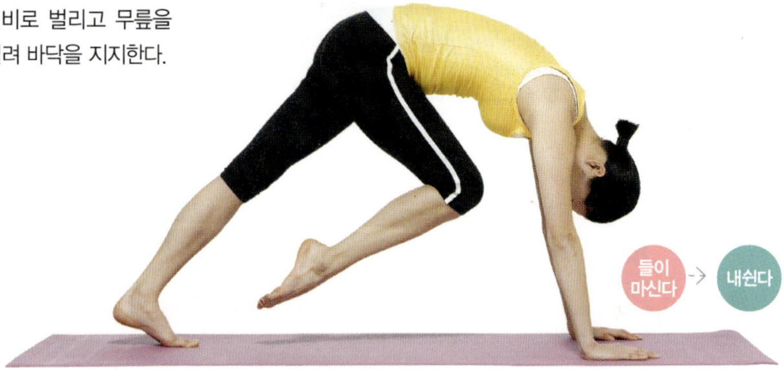

2 숨을 들이마신 후 내쉬는 숨에 왼쪽 무릎을 펴면서 바닥을 지지하고 오른쪽 다리를 구부려 들어 올린다.

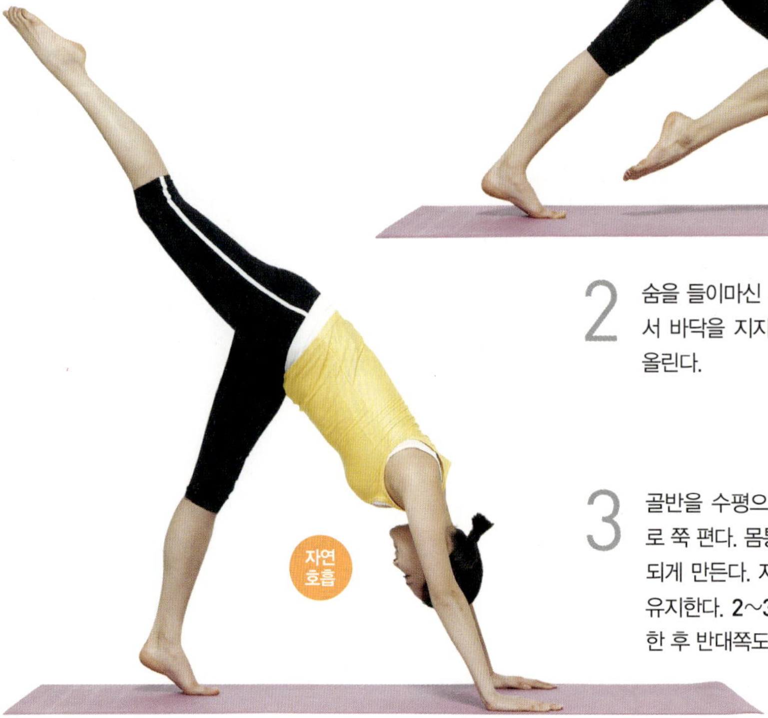

3 골반을 수평으로 유지하면서 오른쪽 다리를 뒤로 쭉 편다. 몸통을 들어 올려 몸 전체가 'ㅅ' 자가 되게 만든다. 자연스럽게 호흡하며 5초간 자세를 유지한다. 2~3번 동작을 호흡에 맞춰 10회 반복한 후 반대쪽도 실시한다.

한쪽 다리 들어 옆구리 늘이기

코어 근육이 어느 정도 단련되었어야 가능한 동작이다. 균형 감각과 옆구리 근육을 단련할 수 있다.

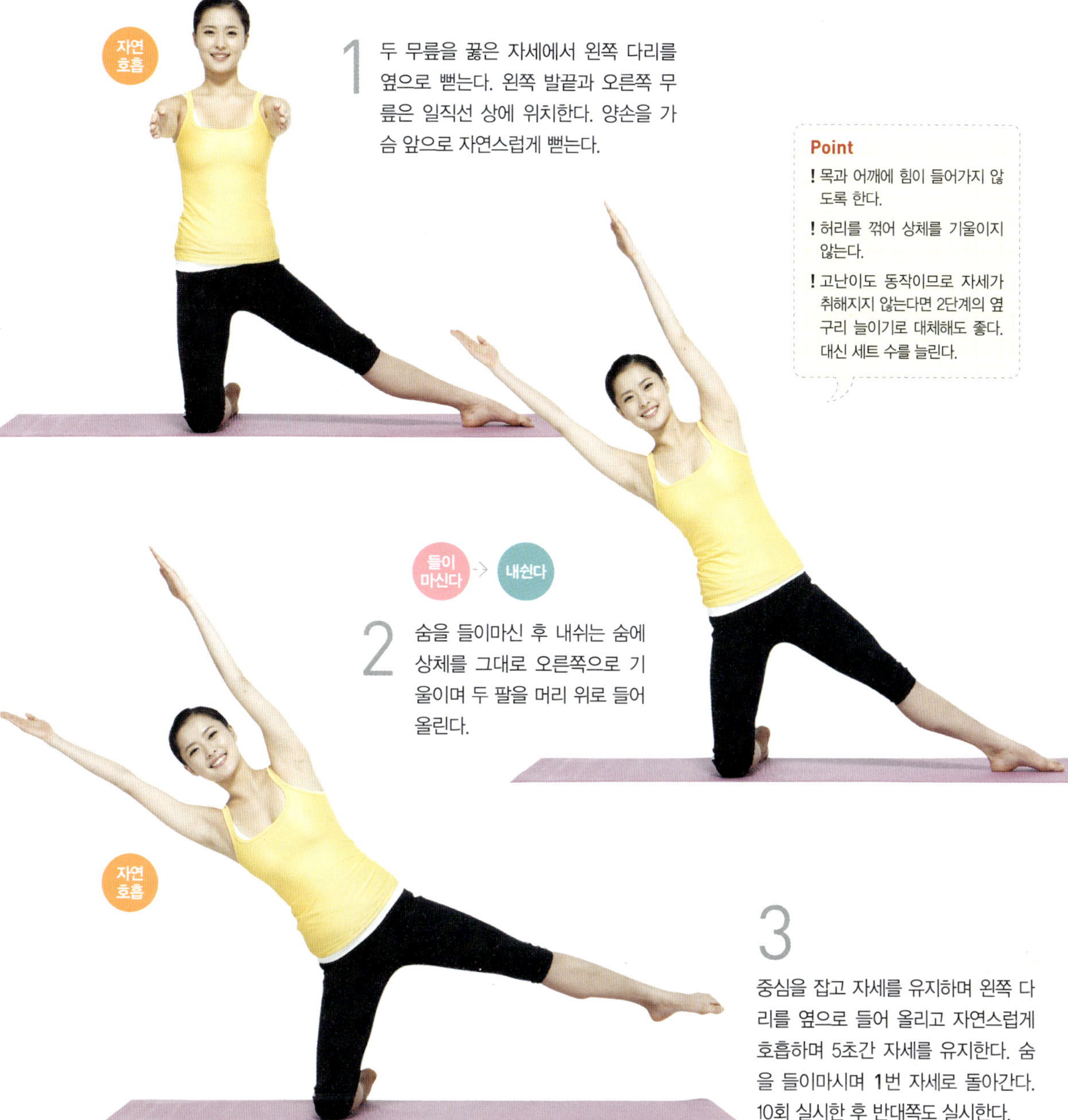

1 두 무릎을 꿇은 자세에서 왼쪽 다리를 옆으로 뻗는다. 왼쪽 발끝과 오른쪽 무릎은 일직선 상에 위치한다. 양손을 가슴 앞으로 자연스럽게 뻗는다.

Point

! 목과 어깨에 힘이 들어가지 않도록 한다.

! 허리를 꺾어 상체를 기울이지 않는다.

! 고난이도 동작이므로 자세가 취해지지 않는다면 2단계의 옆구리 늘이기로 대체해도 좋다. 대신 세트 수를 늘린다.

2 숨을 들이마신 후 내쉬는 숨에 상체를 그대로 오른쪽으로 기울이며 두 팔을 머리 위로 들어 올린다.

3 중심을 잡고 자세를 유지하며 왼쪽 다리를 옆으로 들어 올리고 자연스럽게 호흡하며 5초간 자세를 유지한다. 숨을 들이마시며 1번 자세로 돌아간다. 10회 실시한 후 반대쪽도 실시한다.

고양이 스트레칭

평소 허리가 약해 요통이 자주 발생하는 사람에게 특히 좋은 동작으로, 등 근육과 척추기립근을 이완시켜준다.

Point

! 척추를 한 마디씩 밀어 올리듯 무지개 모양으로 만든다.

! 복부를 천장 쪽으로 밀어 올린다는 느낌으로 실시한다.

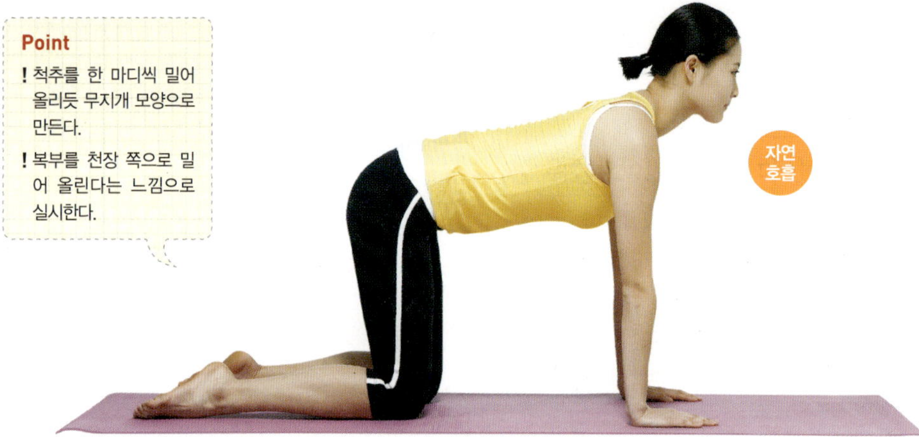

1 양손을 어깨너비로 벌리고 무릎을 골반 너비로 벌려 바닥을 지지한다.

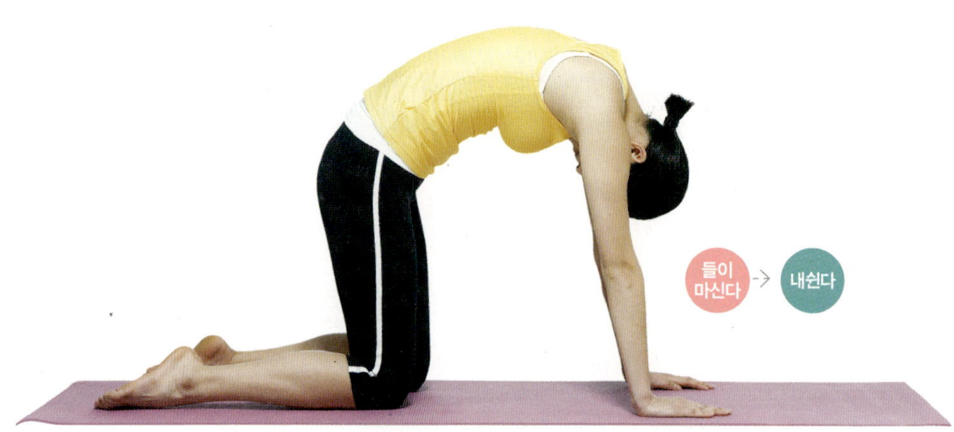

2 숨을 들이마신 후 내쉬는 숨에 손바닥으로 바닥을 밀어내며 천천히 등을 둥글게 밀어 올린다. 시선은 자연스럽게 아랫배를 향하고 숨을 모두 내쉴 때까지 10초간 자세를 유지한다. 숨을 들이마시며 1번 자세로 돌아간다.

1단계
1~2주
10회 2세트

옆으로 앉아 엉덩이 들어 올리기

어깨관절 안정화에 도움을 주며 팔의 근력을 키우는 동시에 옆구리를 강하게 자극해서 탄력 있는 몸을 만들어준다.

Point

! 바닥을 지지하는 팔의 팔꿈치가 구부러지지 않도록 한다.

! 바닥을 지지하는 팔의 어깨와 귀가 가까이 붙지 않도록 한다.

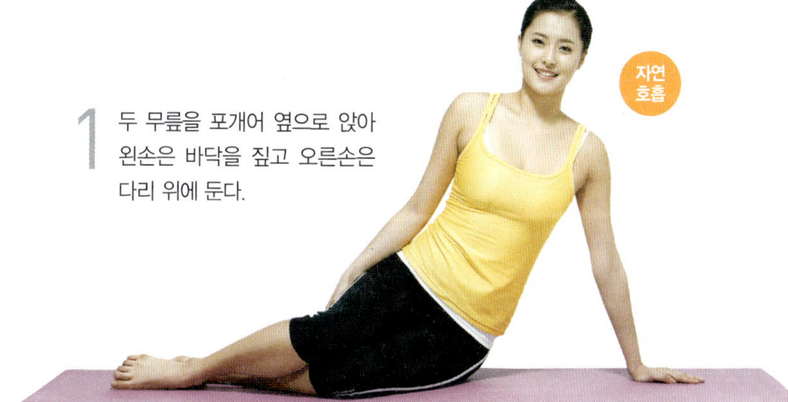

1 두 무릎을 포개어 옆으로 앉아 왼손은 바닥을 짚고 오른손은 다리 위에 둔다.

자연 호흡

들이 마신다 → 내쉰다

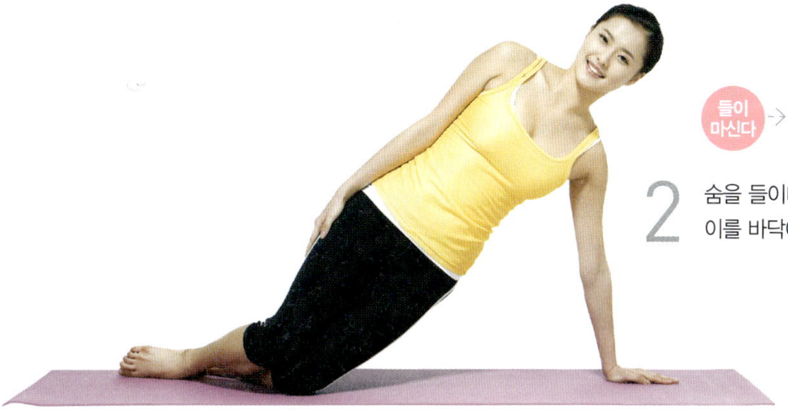

2 숨을 들이마신 후 내쉬는 숨에 엉덩이를 바닥에서 들어 올려 띄운다.

3 오른팔을 머리 위로 뻗으며 골반을 좀 더 띄운다. 자연스럽게 호흡하며 5초간 자세를 유지한다. 숨을 들이마시며 1번 자세로 돌아간다. 1세트를 마친 후 반대쪽도 실시한다.

자연 호흡

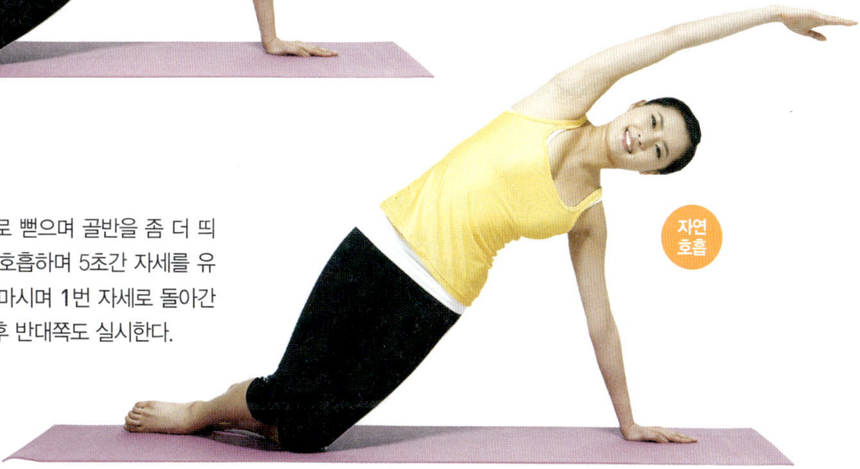

척추 회전시키기

다리를 든 상태에서 회전하기 때문에 복부 근력을 기르는 데 도움이 된다.
유연하고 날씬한 허리를 만드는 데 효과적이다.

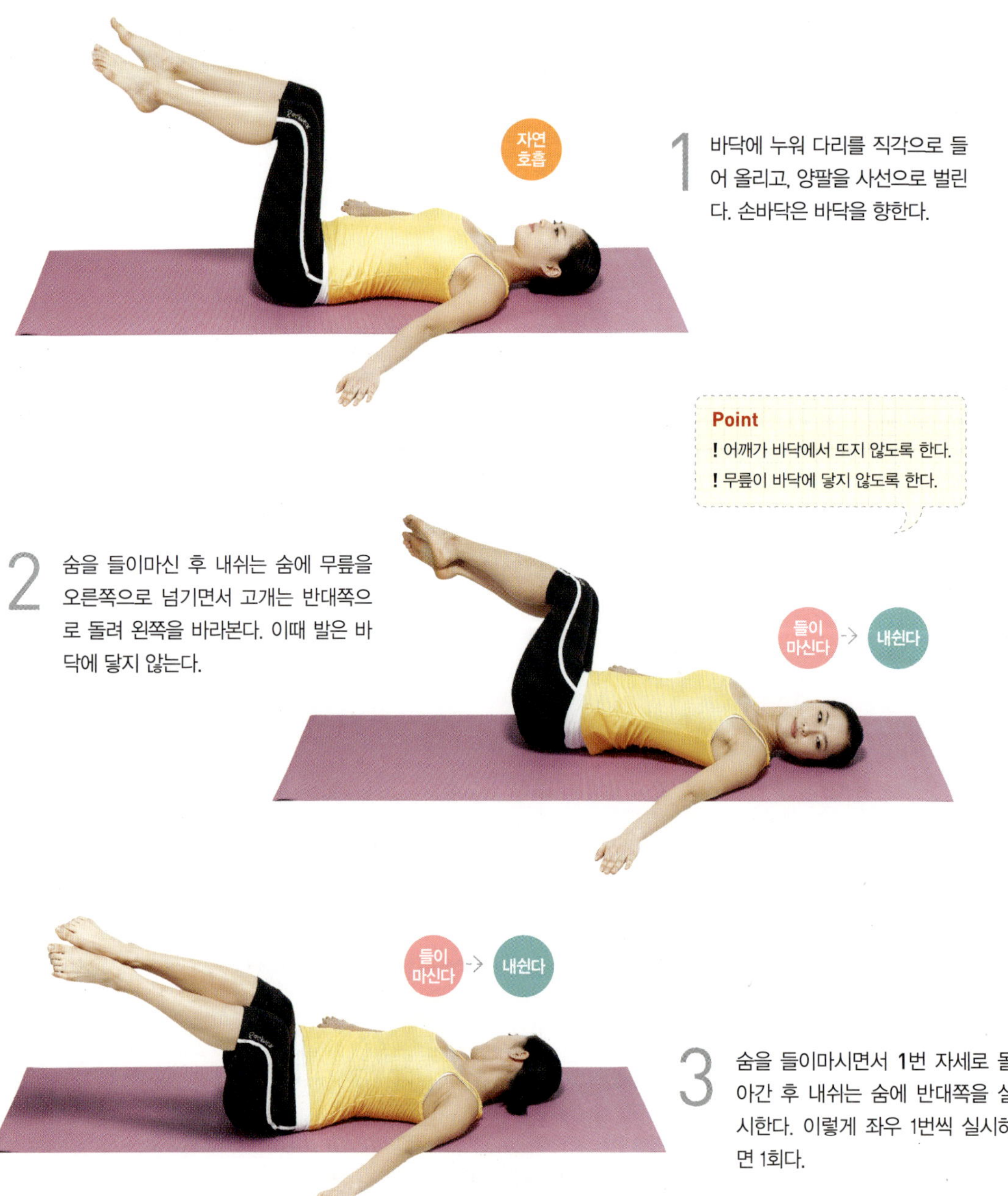

1 바닥에 누워 다리를 직각으로 들
어 올리고, 양팔을 사선으로 벌린
다. 손바닥은 바닥을 향한다.

Point
! 어깨가 바닥에서 뜨지 않도록 한다.
! 무릎이 바닥에 닿지 않도록 한다.

2 숨을 들이마신 후 내쉬는 숨에 무릎을
오른쪽으로 넘기면서 고개는 반대쪽으
로 돌려 왼쪽을 바라본다. 이때 발은 바
닥에 닿지 않는다.

3 숨을 들이마시면서 1번 자세로 돌
아간 후 내쉬는 숨에 반대쪽을 실
시한다. 이렇게 좌우 1번씩 실시하
면 1회다.

엎드려 무릎 차기

등은 움직임이 많지 않기 때문에 체지방과 노폐물이 쌓이기 쉬운 부위이다.
이 동작을 통해 등 근육을 골고루 자극하면 등살을 제거할 수 있다.

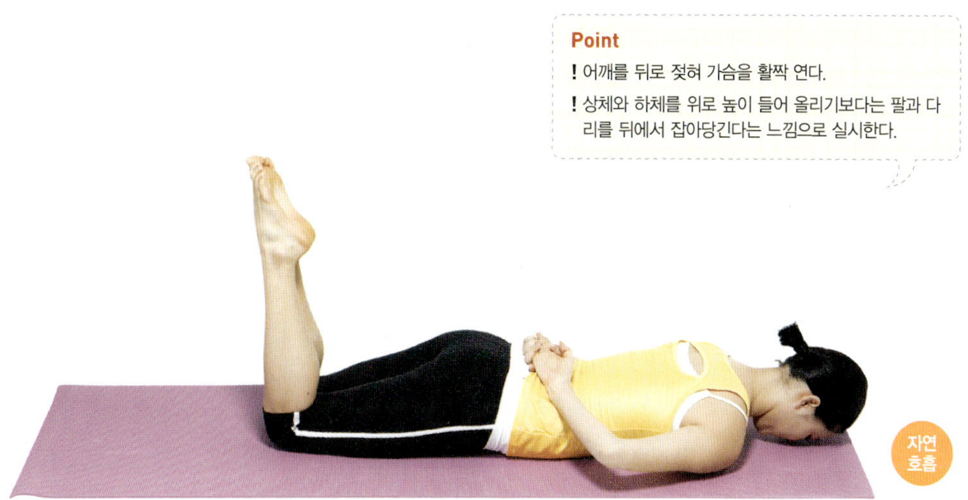

1 엎드려 누워 양손을 허리 뒤에서 깍지끼고, 두 다리를 붙여 직각으로 구부린다.

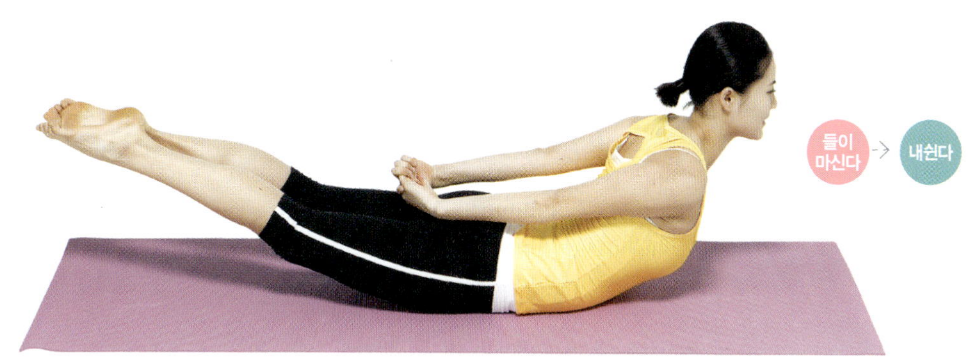

2 숨을 들이마신 후 내쉬는 숨에 깍지낀 손을 뒤로 뻗으며 상체를 들어 올린다. 이때 다리도 함께 뒤로 뻗는다. 시선은 자연스럽게 앞으로 향하고, 마지막 10회를 실시할 때는 5초간 자세를 유지한다. 숨을 들이마시며 천천히 **1**번 자세로 돌아간다.

고양이 자세에서 팔다리 들기

팔과 다리를 들고 중심을 잡는 동작을 통해 코어의 힘을 기를 수 있다. 각종 통증과 부분 비만을 유발하는 척추측만증을 바로잡는 데도 효과적이다.

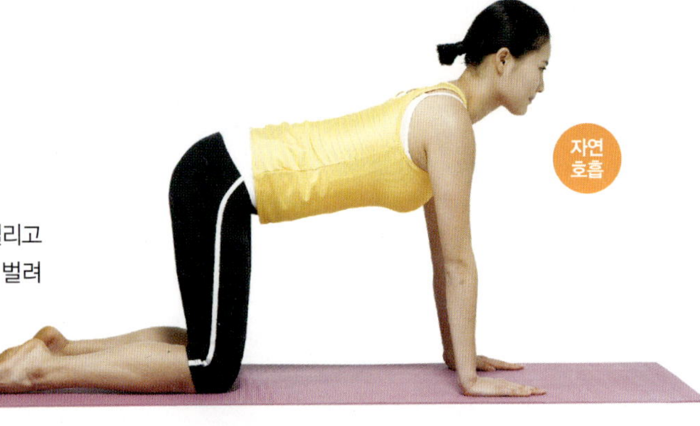

1 양손을 어깨너비로 벌리고 무릎을 골반 너비로 벌려 바닥을 지지한다.

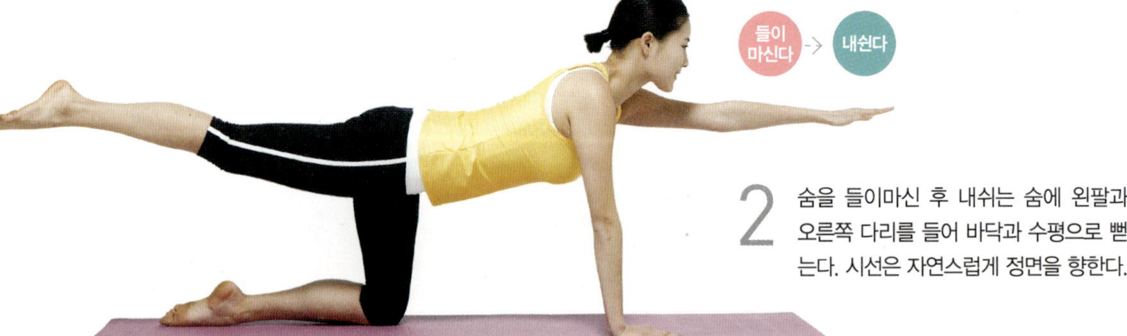

2 숨을 들이마신 후 내쉬는 숨에 왼팔과 오른쪽 다리를 들어 바닥과 수평으로 뻗는다. 시선은 자연스럽게 정면을 향한다.

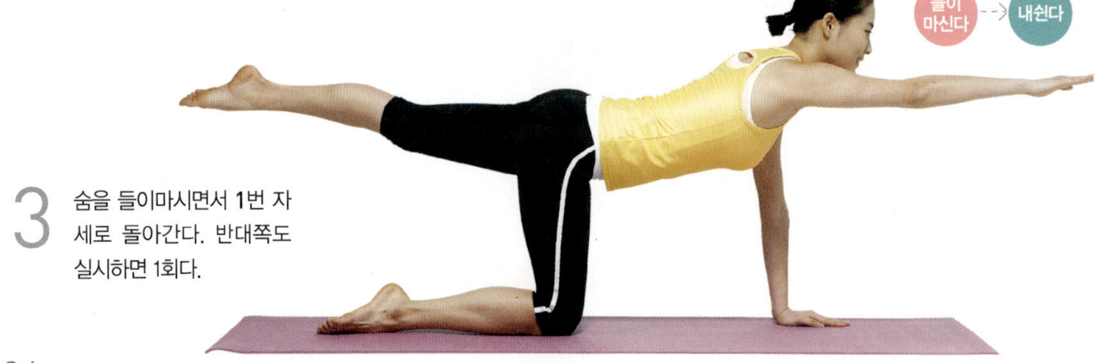

3 숨을 들이마시면서 1번 자세로 돌아간다. 반대쪽도 실시하면 1회다.

옆으로 무릎 펴며 플랭크하기

어깨관절을 튼튼하게 만들며 어깨 근육의 혈액순환을 돕는다. 특히 옆구리 부위가 강하게 자극받기 때문에 잘록한 허리 라인을 얻을 수 있다.

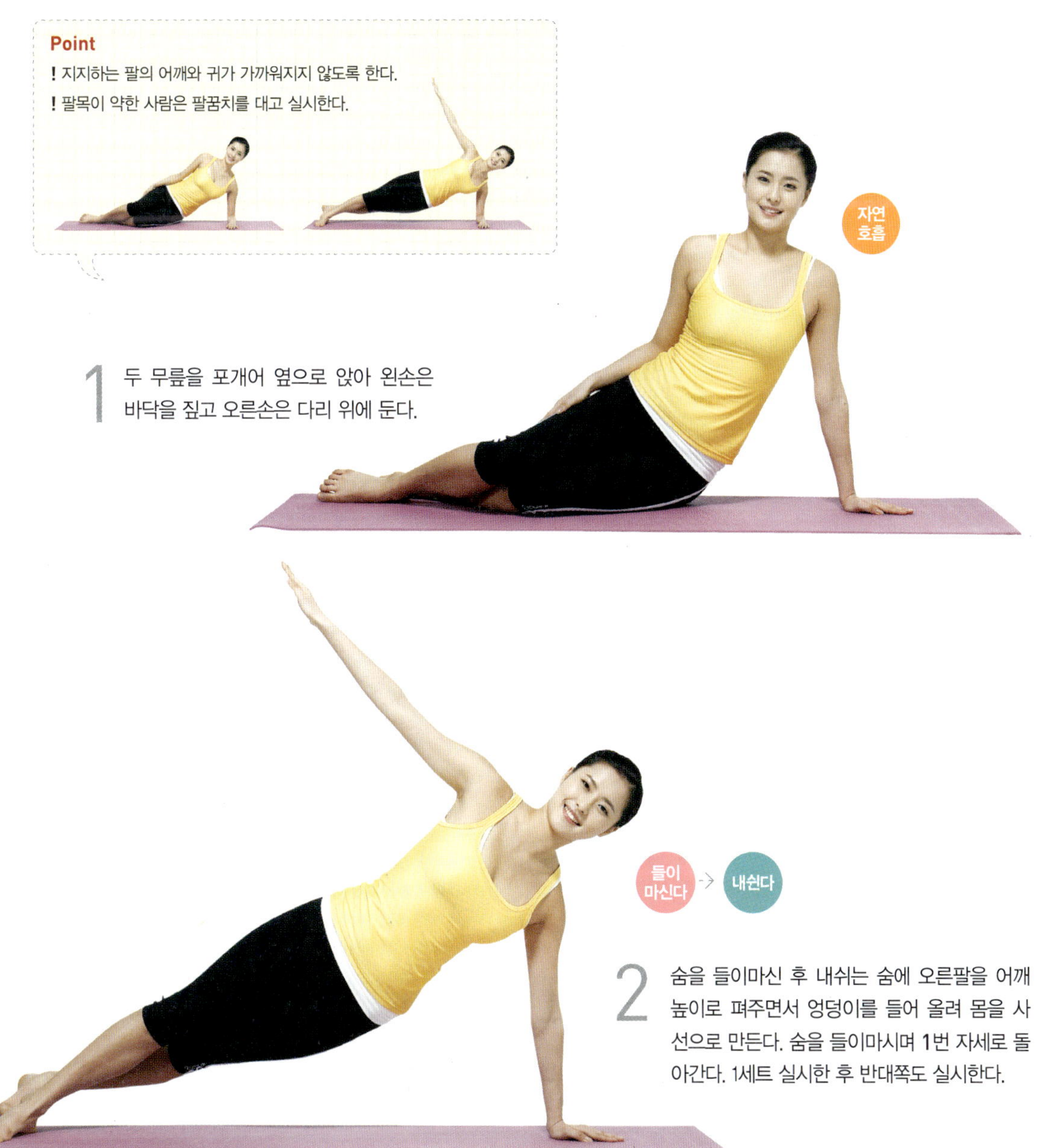

1 두 무릎을 포개어 옆으로 앉아 왼손은 바닥을 짚고 오른손은 다리 위에 둔다.

2 숨을 들이마신 후 내쉬는 숨에 오른팔을 어깨 높이로 펴주면서 엉덩이를 들어 올려 몸을 사선으로 만든다. 숨을 들이마시며 1번 자세로 돌아간다. 1세트 실시한 후 반대쪽도 실시한다.

공처럼 구르기

척추 마사지 효과가 있기 때문에 등과 허리 등 척추 전체의 유연성과 힘을 기르는 데 매우 효과적이다. 목 부분을 풀어주어 뇌로 가는 혈액을 원활히 한다.

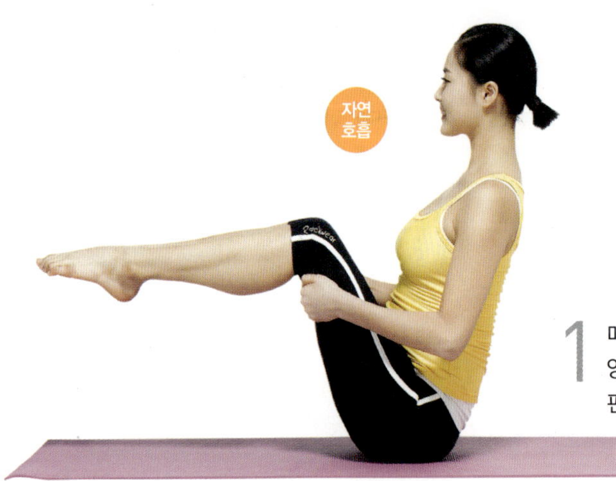

1 매트 끝에 앉아 무릎을 구부려 오금을 양손으로 감싼다. 허리를 펴고 발등을 편다.

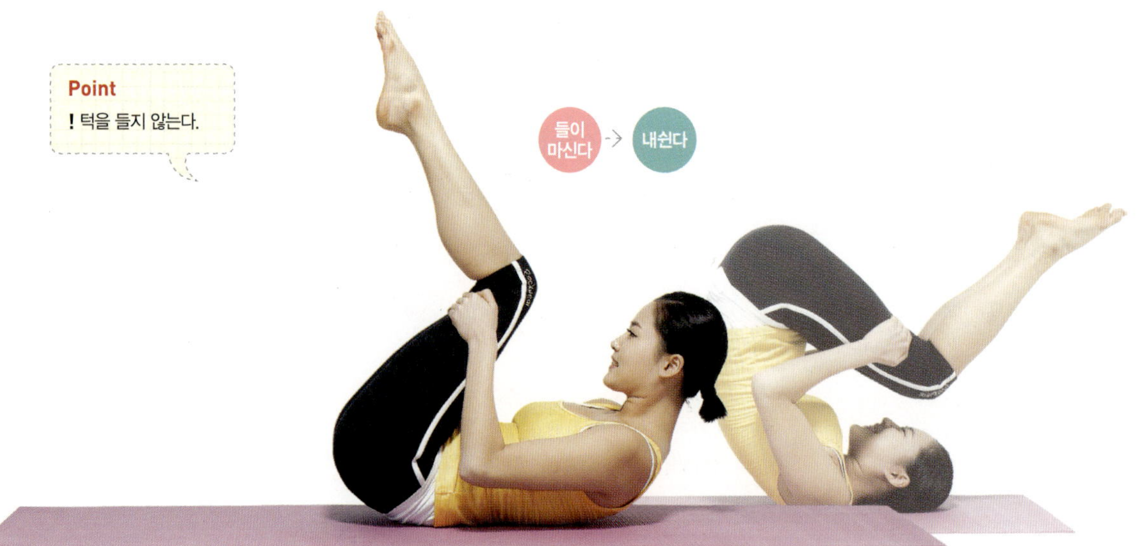

2 숨을 들이마신 후 내쉬는 숨에 몸을 뒤로 굴린다. 척추를 한 마디씩 바닥에 내려놓는다는 느낌으로 등을 둥글게 만다.

3 숨을 들이마신 후 내쉬는 숨에 복부에 힘을 주어 1번 자세로 돌아간다. 발바닥이 바닥에 닿기 직전에 다시 2번 동작을 시작한다.

수영하기

매끈한 뒤태를 만들어주는 동작으로 척추기립근이 강화되고 힙업이 된다.
비뚤어진 좌우 균형을 맞추는 데도 도움이 된다.

Point

! 몸통이 좌우로 움직이지 않도록 복부에 힘을 주어 고
  정시킨다.

! 목에 과도하게 힘을 주지 않는다.

! 팔다리를 길게 늘인다는 느낌으로 실시한다.

! 체력에 맞춰 10회씩 2세트를 실시해도 무관하다.

1 엎드려 누워 양팔을 머리 위로 뻗고
다리를 어깨너비로 벌린 다음 상체
와 팔다리를 들어 올린다.

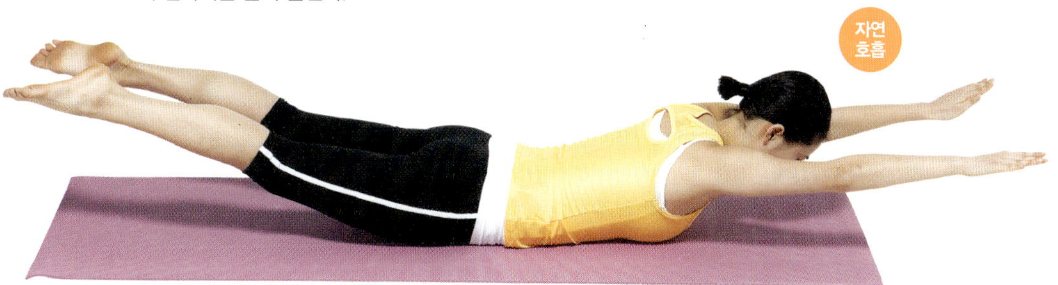

2 숨을 들이마신 후 내쉬는 숨에 오른팔과
왼쪽 다리를 올린다. 시선은 자연스럽게
정면을 향한다.

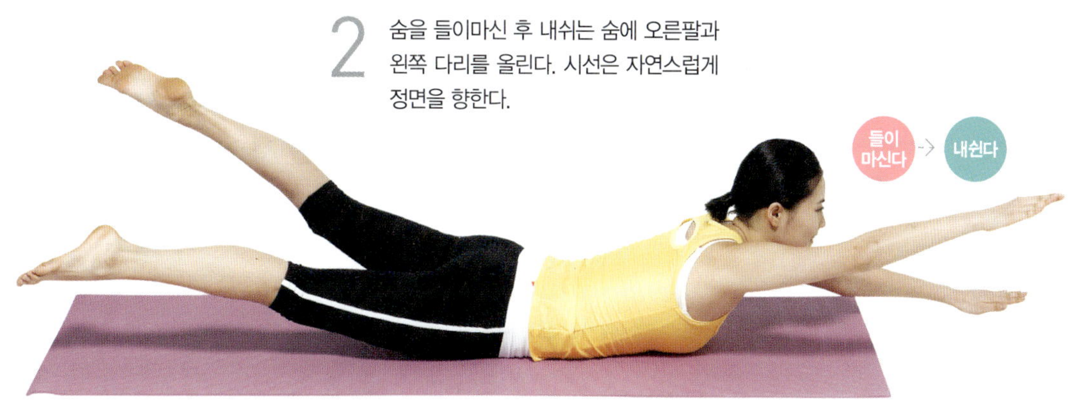

3 숨을 들이마시면서 오른팔과 왼쪽 다리를 내리면서 반
대로 왼팔과 오른쪽 다리를 올린다. 이렇게 좌우 번갈
아 실시하면 1회다. 마지막 20회를 실시할 때는 팔다리
를 공중에 띄운 상태에서 10초간 자세를 유지한다.

3단계
6~8주
10회 1세트

한쪽 팔다리로 균형 잡기

복부에 힘이 없으면 실시하기 힘든 동작으로 균형 감각을 향상시켜주는 전신운동이다.

Point

! 허리가 꺾이지 않도록 한다.

! 복부에 힘을 주고 중심이 흐트러지지 않도록 한다.

! 들어 올린 발을 길게 늘이고, 팔은 위로 길게 뻗는다.

1 양손을 어깨너비로 벌리고 무릎을 골반 너비로 벌려 바닥을 지지한다.

자연 호흡

들이 마신다 → 내쉰다

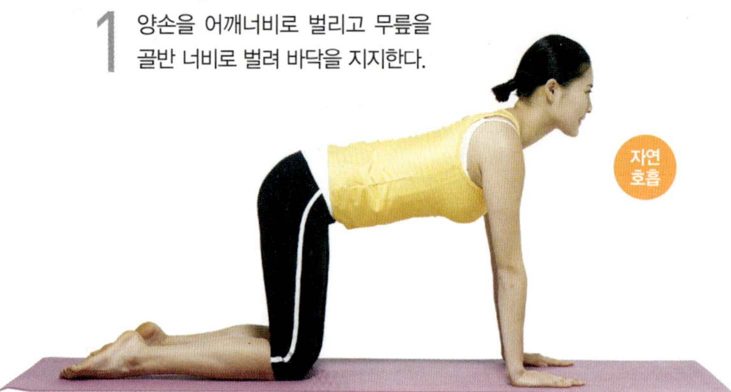

2 숨을 들이마신 후 내쉬는 숨에 오른쪽 팔다리를 바닥과 수평으로 들어 올린다.

들이 마신다 → 내쉰다

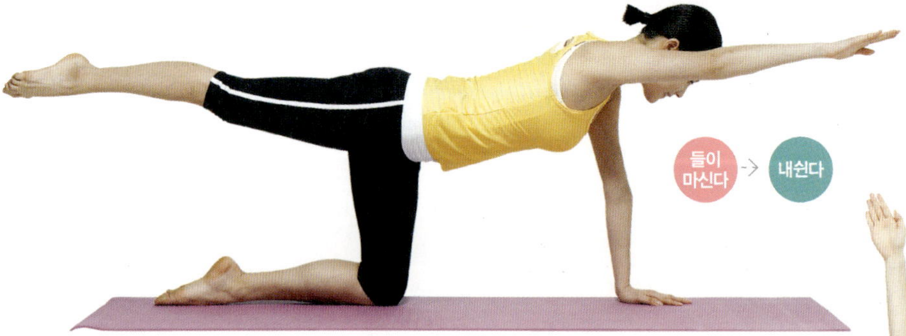

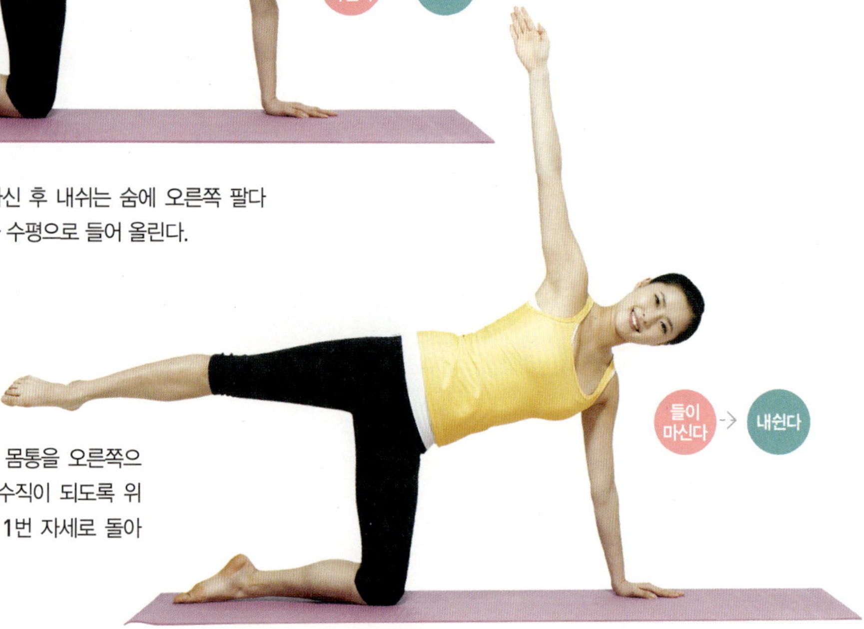

3 숨을 들이마신 후 내쉬는 숨에 몸통을 오른쪽으로 돌리면서 오른팔을 지면과 수직이 되도록 위로 뻗는다. 숨을 들이마시면서 1번 자세로 돌아간다. 반대쪽도 실시하면 1회다.

별 자세

균형 감각을 향상시켜주는 전신운동으로 어깨관절을 강화시키며 복부를 강하게 단련시킨다.

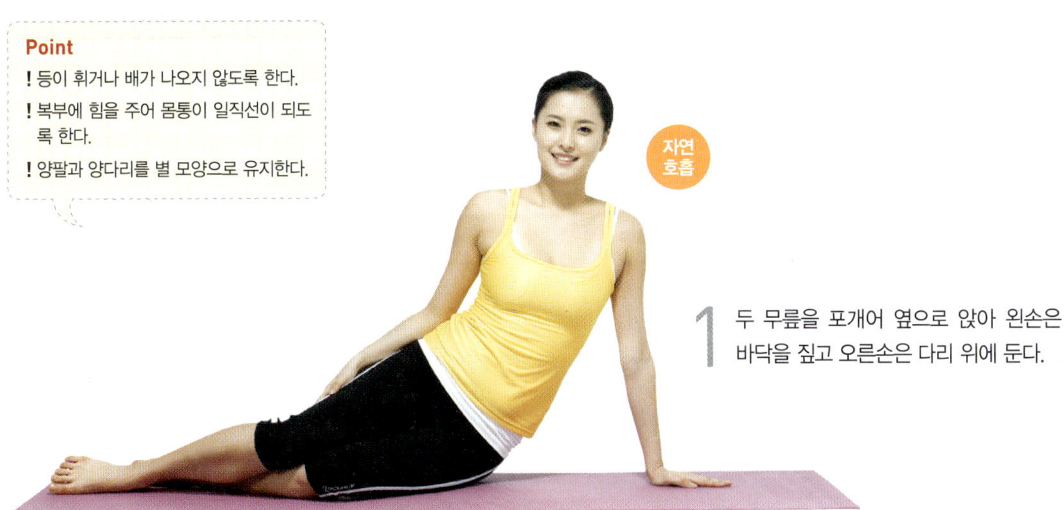

1 두 무릎을 포개어 옆으로 앉아 왼손은 바닥을 짚고 오른손은 다리 위에 둔다.

2 숨을 들이마신 후 내쉬는 숨에 엉덩이를 들어 올려 몸을 사선으로 만든다. 다시 숨을 들이마신 후 내쉬는 숨에 오른팔을 천장을 향해 뻗고 오른쪽 다리를 들어 길게 뻗는다. 숨을 들이마시면서 1번 자세로 돌아간다. 10회 실시한 후 반대쪽도 실시한다.

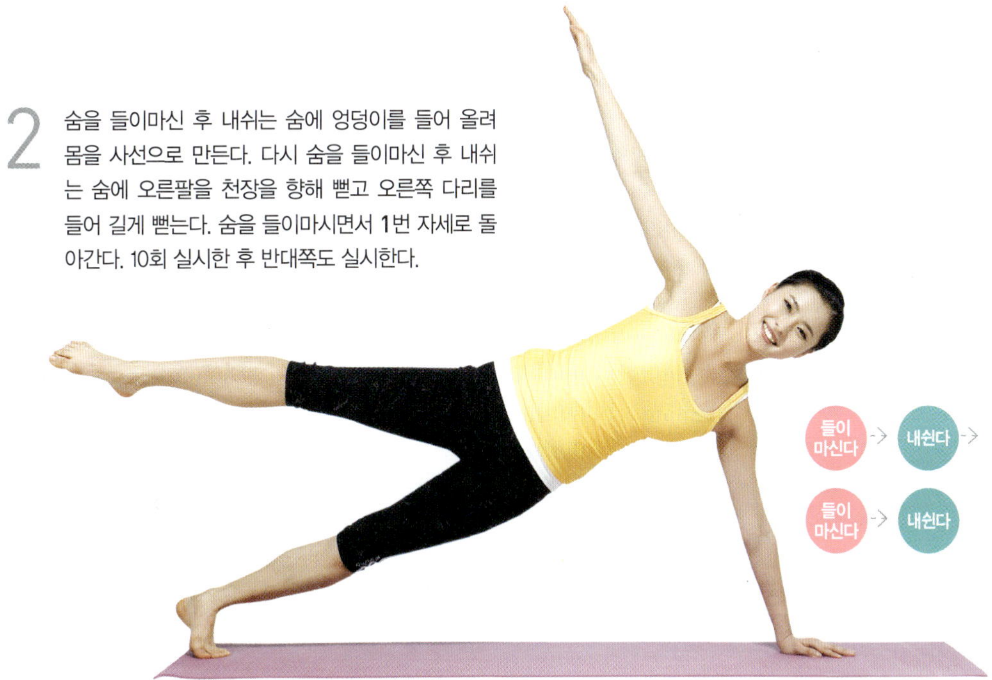

다리 잡고 뒤로 구르기

등을 대고 구르면서 마사지가 되기 때문에 척추가 유연해지는 효과가 있다.
무릎을 펴고 구르면 복부의 힘과 균형 감각이 보다 향상된다.

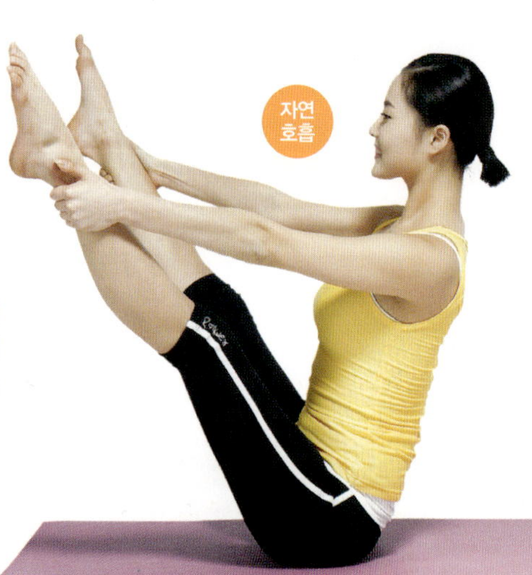

1 매트 끝에 앉아 두 다리를 펴서 양손으로 발목을 잡는다. 몸을 V자 모양으로 만들고 허리를 곧게 편다. 복부에 힘을 주면 자세를 유지하기가 수월하다.

Point

! 반동을 주어 빠르게 구르지 않는다.

! 구르는 동작은 호흡에 맞춰 천천히 실시한다.

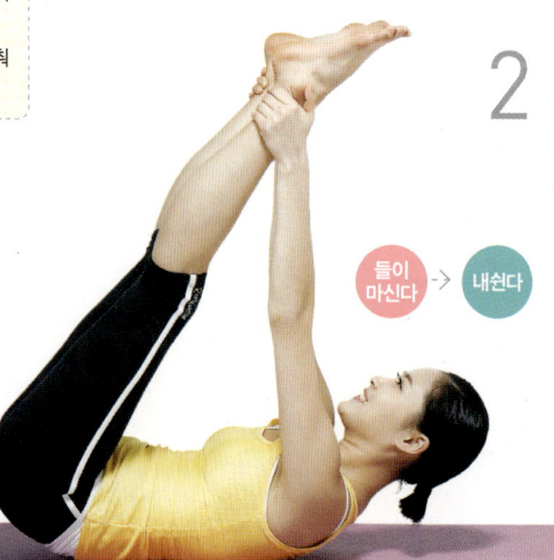

2 숨을 들이마신 후 내쉬는 숨에 상체를 뒤로 넘겨 구른다. 척추를 한 마디씩 바닥에 내려놓는다는 느낌으로 등을 둥글게 말면서 실시한다.

3 숨을 들이마신 후 내쉬는 숨에 1번 자세로 돌아가 5초간 V자 자세를 유지한다. 정지 자세에서 호흡은 자연스럽게 실시한다.

팔꿈치 굽히고 한쪽 다리 들기

강한 근력이 요구되는 전신운동으로 어깨관절을 강화시킨다.

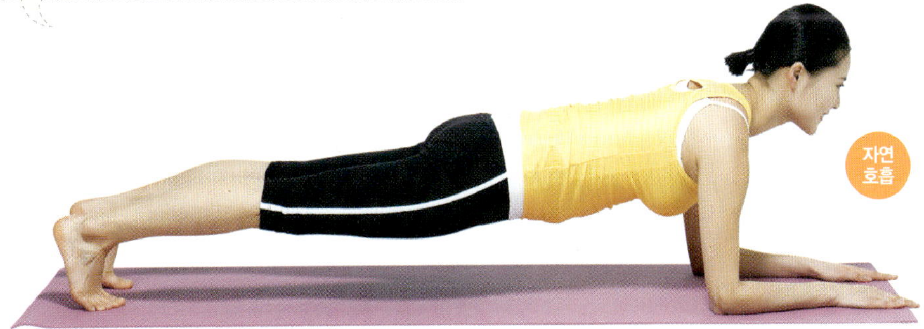

1 바닥에 엎드려 어깨와 팔꿈치가 수직이 되도록 팔꿈치를 굽히고, 발끝을 세워 몸을 들어 올린다. 다리는 골반 너비로 벌리고 시선은 자연스럽게 앞을 향한다.

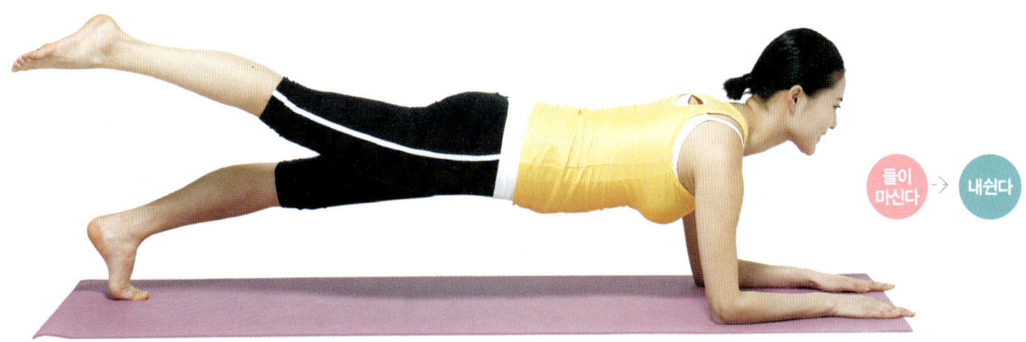

2 숨을 들이마신 후 내쉬는 숨에 오른쪽 다리를 길게 위로 뻗는다. 숨을 들이마시면서 1번 자세로 돌아간다. 다시 내쉬는 숨에 반대쪽을 실시하고 1번 자세로 돌아가면 1회다.

옆으로 누워 한쪽 다리 올리기

고관절을 강화시켜 골반의 좌우 균형을 맞추며 허벅지 군살 제거에도 효과
적이다.

Point

! 다리를 골반보다 높이 들어
올리지 않는다.

! 복부에 힘을 주고 상체가 움
직이지 않도록 한다.

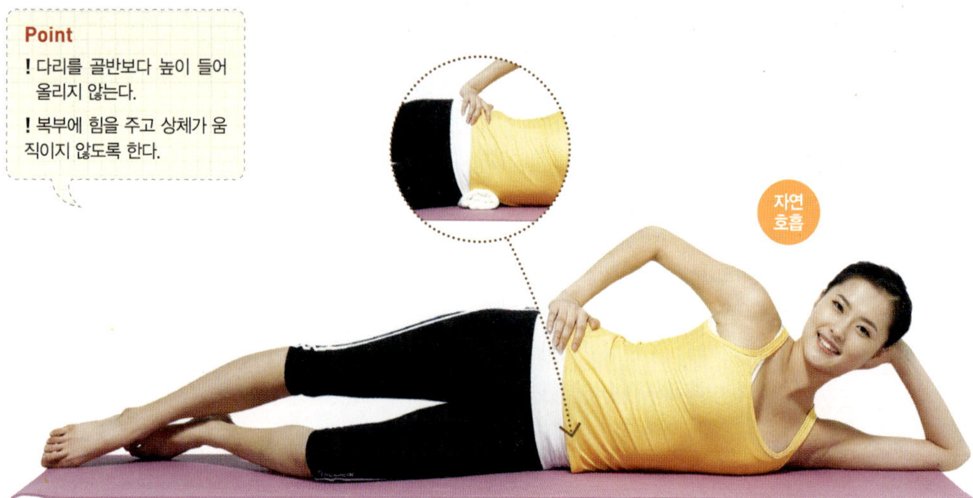

1 옆으로 누워 왼손은 머리를 받치고 오른손은 골반에 올린
다. 왼쪽 무릎을 자연스럽게 구부리고 오른쪽 다리를 펴서
발을 바닥에 내려놓는다. 발이 바닥에 닿지 않으면 허리
밑에 수건을 받친다.

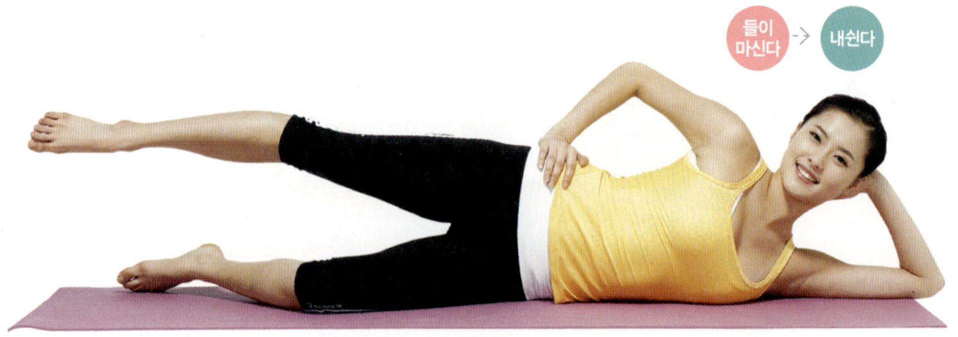

2 숨을 들이마신 후 내쉬는 숨에 오른쪽 다리를 골반 높이까
지 들어 올린다. 숨을 들이마시면서 1번 자세로 돌아간다.
10회 1세트를 마친 후 반대쪽도 실시한다. 좌우 1세트씩 번
갈아 실시한다.

누워서 쿠션 조이기

허벅지 안쪽을 자극해서 탄탄한 허벅지 라인을 만들어준다. 요실금 방지 효과도 있으며 평소 무릎이 약한 사람이 실시하면 좋은 운동이다.

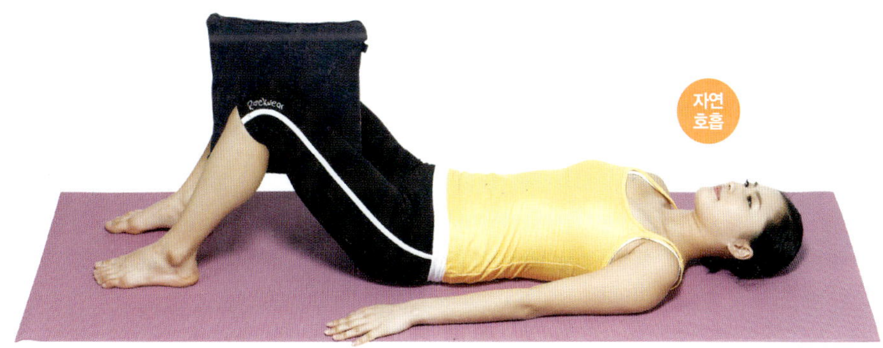

1 바닥에 누워 무릎을 세우고 무릎 사이에 쿠션을 끼운다.
양팔은 자연스럽게 몸통 옆에 내려놓는다.

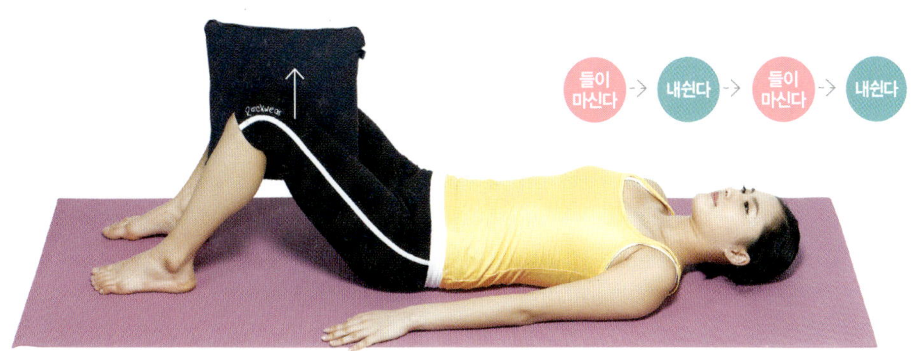

2 숨을 들이마신 후 내쉬는 숨에 쿠션을 지그시 조인다. 숨을 들이마시면서 조인 힘을 반쯤 푼 다음 다시 내쉬는 숨에 조인다.

1단계
1~2주
5회 2세트

다리 뻗어 흔들기

다리 근육을 길고 탄탄하게 만들어 매력적인 각선미로 가꾸어준다. 복부가 강하게 수축되기 때문에 장운동이 활발해져 변비가 해소된다.

1 바닥에 누워 다리를 어깨너비로 벌리고 무릎을 세운다.

자연 호흡

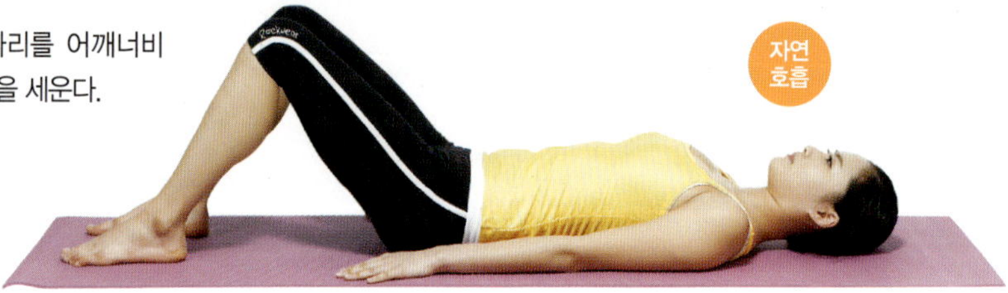

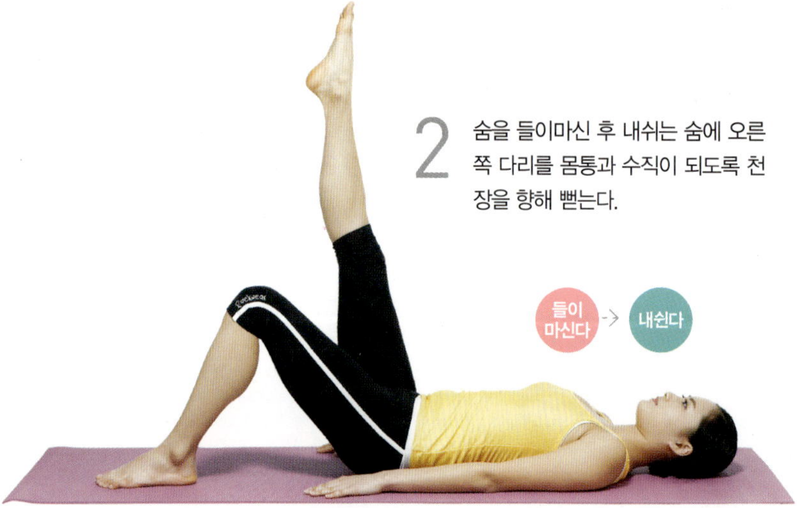

2 숨을 들이마신 후 내쉬는 숨에 오른쪽 다리를 몸통과 수직이 되도록 천장을 향해 뻗는다.

들이마신다 → 내쉰다

Point

! 무릎이 구부러지지 않도록 한다.

! 엉덩이와 허리가 바닥에서 떨어지지 않도록 한다.

! 들이마시고 내쉬는 숨에 맞춰 발목을 당겼다 폈다 한다.

들이마신다 → 내쉰다

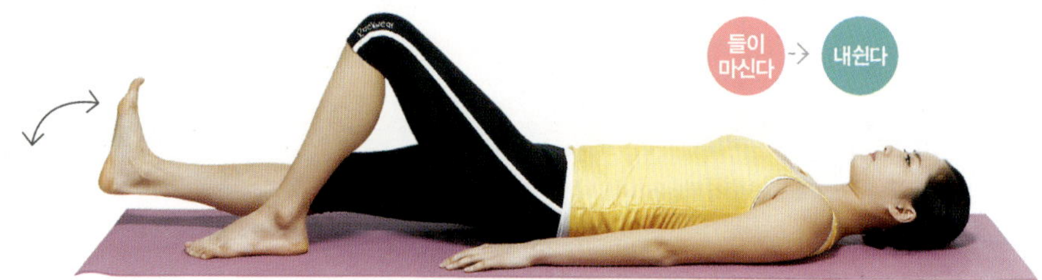

3 숨을 들이마신 후 내쉬는 숨에 발목을 몸통 쪽으로 당겨 종아리를 늘이면서 다리를 골반 높이까지 내린다. 숨을 들이마시면서 발등을 펴 다리를 길게 뻗으며 **2**번 자세로 돌아가면 1회다. 1세트 실시한 후 반대쪽도 실시한다.

옆으로 누워 무릎 벌리기

고관절을 강화하며 둔근이 강하게 자극되어 힙업 효과를 얻을 수 있다.

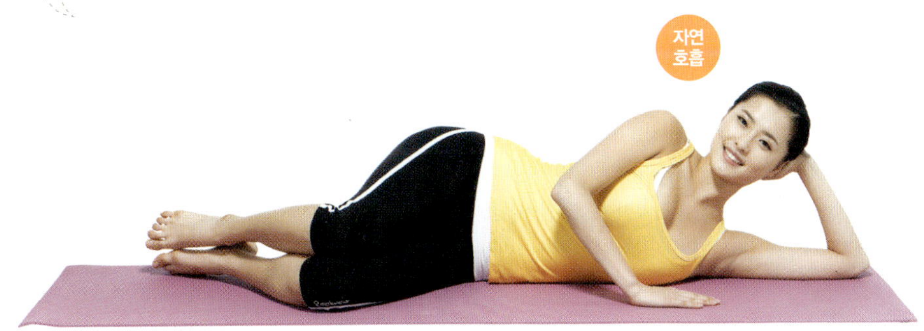

1 옆으로 누워 왼손은 머리를 받치고 오른손은 바닥에 놓는다. 두 다리를 포개어 무릎을 구부린다.

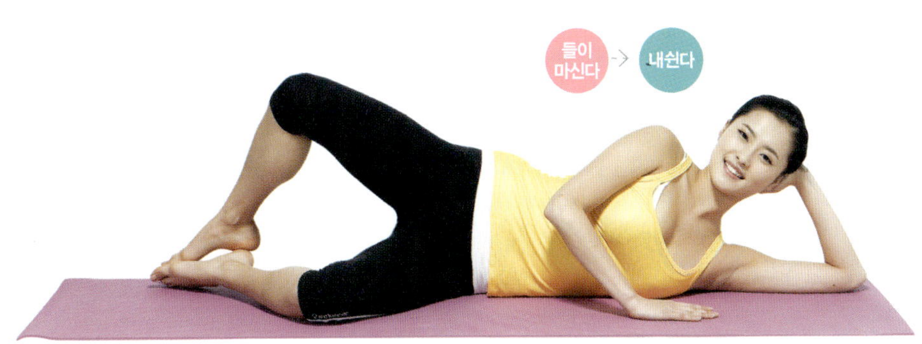

2 숨을 들이마신 후 내쉬는 숨에 오른쪽 무릎을 위로 들어 무릎 사이를 벌린다. 숨을 들이마시면서 천천히 무릎을 내려 1번 자세로 돌아간다. 1세트 실시한 후 반대쪽도 실시한다.

옆으로 누워 다리 들기

고관절 주변의 근육을 단련시켜주는 동작으로 동그랗고 탄력 있는 엉덩이를 만들어준다. 어긋난 고관절 뼈를 바로잡아주기 때문에 휜 다리 교정에도 효과적이다.

Point
! 다리를 들어 올릴 때 상체는 움직이지 않는다.
! 동작 중 무릎과 발등은 정면을 바라본다.

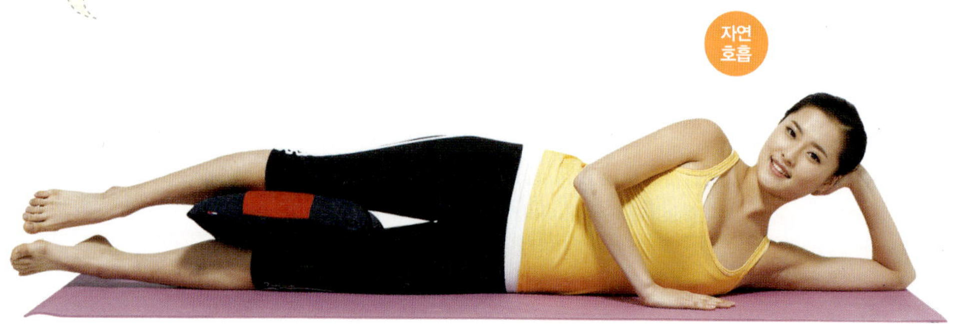

1 옆으로 누워 왼손으로 머리를 받치고 오른손은 바닥에 내려놓는다. 무릎 사이에 쿠션을 끼운다.

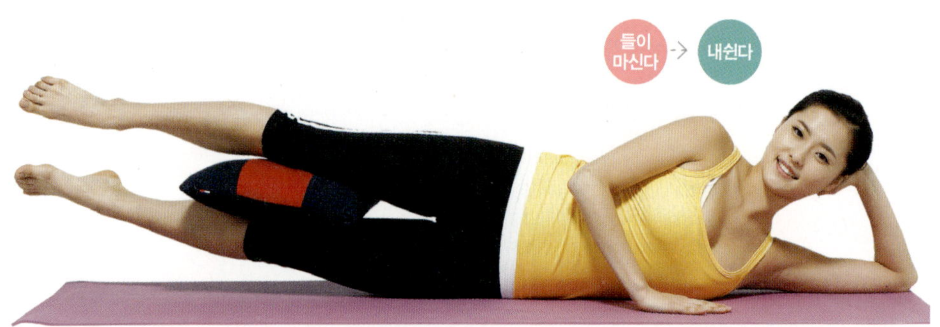

2 숨을 들이마신 후 내쉬는 숨에 두 다리를 길게 늘이며 위로 들어 올린다. 숨을 들이마시며 1번 자세로 돌아간다. 좌우 1세트씩 번갈아 실시한다.

허벅지 앞 늘이기

허벅지 앞면을 강하게 늘여주는 동작으로 허벅지 군살을 제거하는 효과가
있다. 복부도 강하게 자극해서 탄력 있는 복부를 만들어준다.

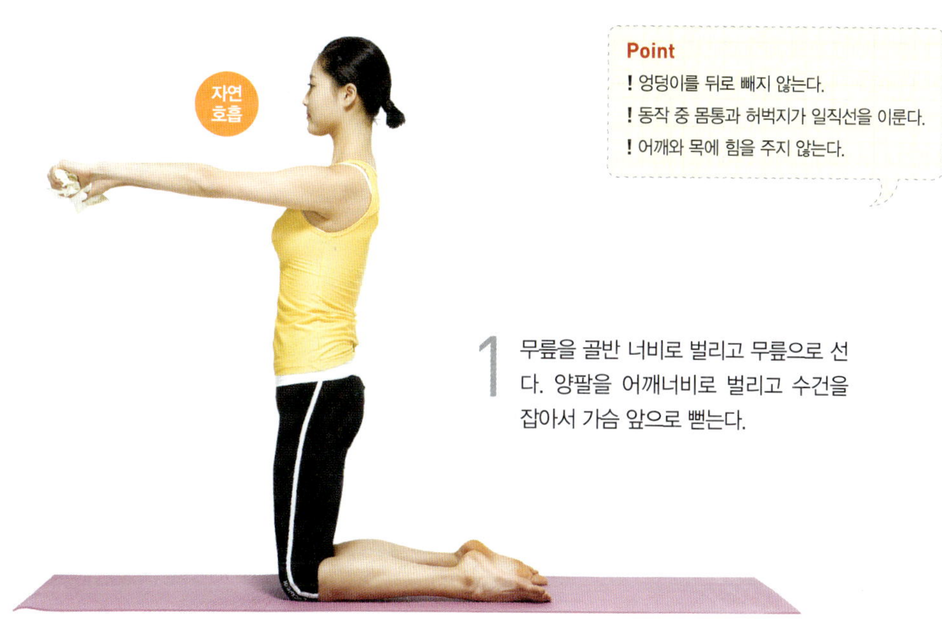

1 무릎을 골반 너비로 벌리고 무릎으로 선
다. 양팔을 어깨너비로 벌리고 수건을
잡아서 가슴 앞으로 뻗는다.

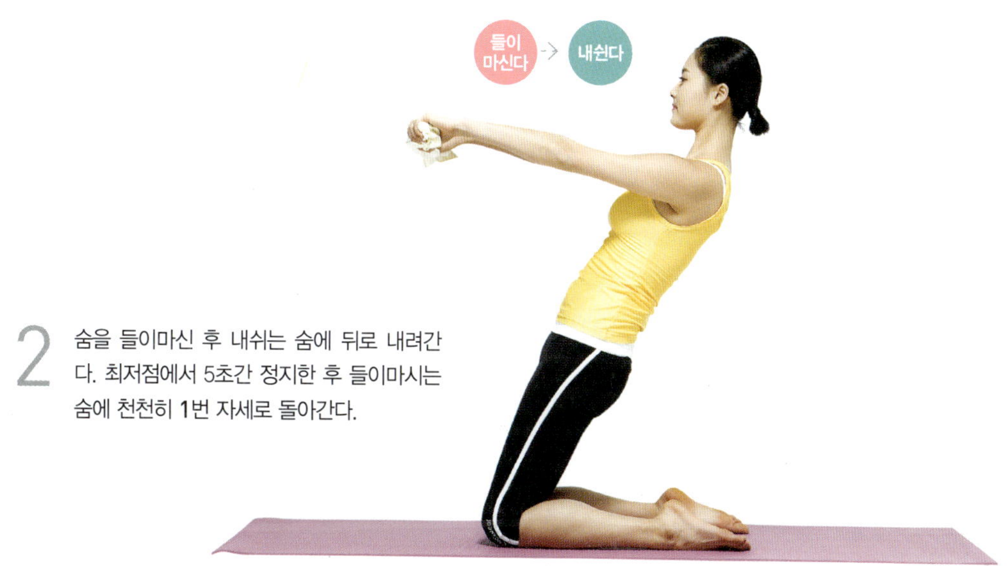

2 숨을 들이마신 후 내쉬는 숨에 뒤로 내려간
다. 최저점에서 5초간 정지한 후 들이마시는
숨에 천천히 1번 자세로 돌아간다.

두 다리 뻗으며 만세 하기

복부를 전체적으로 단련하는 동작으로 탄탄한 복근을 만들 수 있다. 복부가
강하게 자극되기 때문에 소화기도 건강해진다.

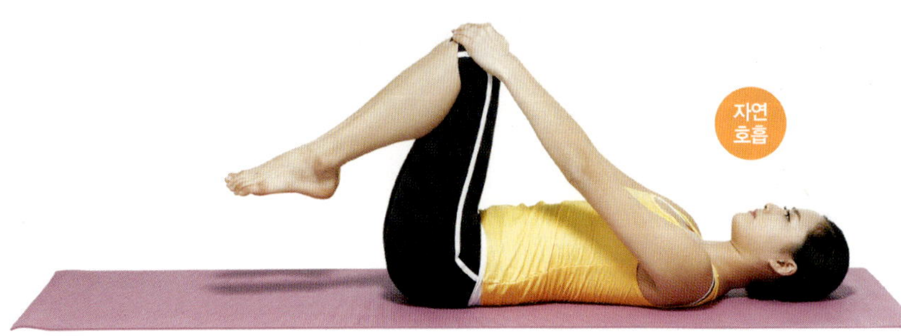

1 바닥에 누워 두 무릎을 직각으
로 세워 양손으로 감싼다.

2 숨을 들이마신 후 내쉬는
숨에 상체를 말아 올린다.

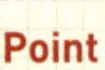

Point
! 허리가 바닥에서 떨어지지 않도
록 복부를 강하게 바닥 쪽으로
당긴다.
! 어깨와 목에 힘을 주지 않는다.
! 목이나 어깨에 통증이 있을 경우
한 손씩 머리를 받친다.

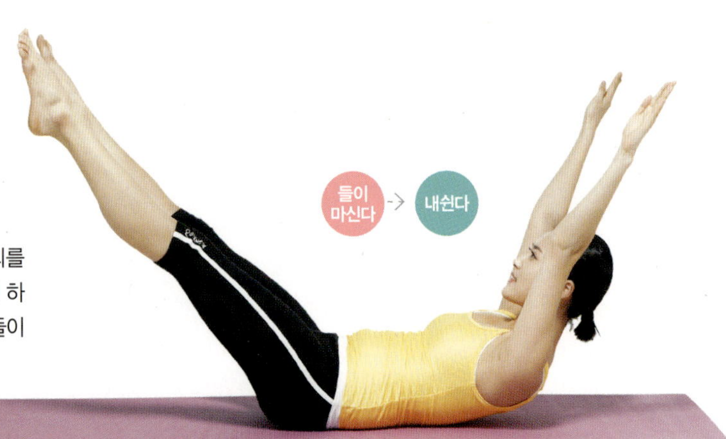

3 숨을 들이마신 후 내쉬는 숨에 다리를
사선을 뻗고 양팔을 머리 위로 만세 하
듯 올린다. 5초간 정지했다가 숨을 들이
마시면서 1번 자세로 돌아간다.

발끝으로 쓸어 올리기

체지방이 쌓이기 쉬운 허벅지 안쪽을 자극해서 하체의 기혈순환을 돕는다.
생식기와 소화기가 튼튼해지며 날씬한 다리를 얻을 수 있다.

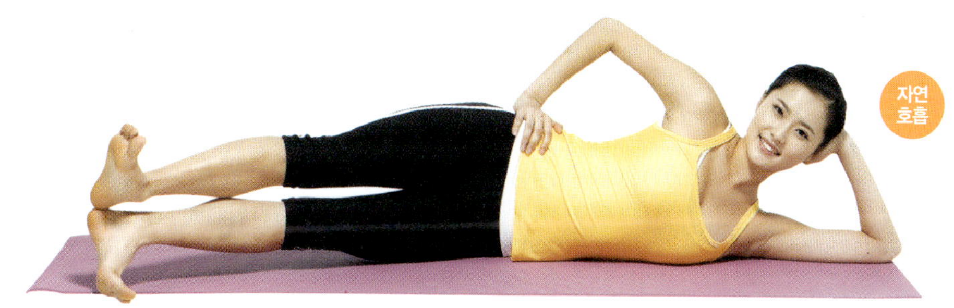

1 옆으로 누워 왼손으로 머리를 받치고 오른손은 골반 위에
둔다. 두 다리를 사선 방향으로 길게 뻗은 다음 발끝을 당겨
발가락으로 바닥을 지지한다. 이때 발뒤꿈치를 붙여 발끝을
90도 각도로 벌린다.

2 숨을 들이마시면서 오른쪽 다리를 구부
리고 내쉬는 숨에 오른쪽 다리를 왼쪽
다리 위로 쓸어 올리며 위로 뻗는다.

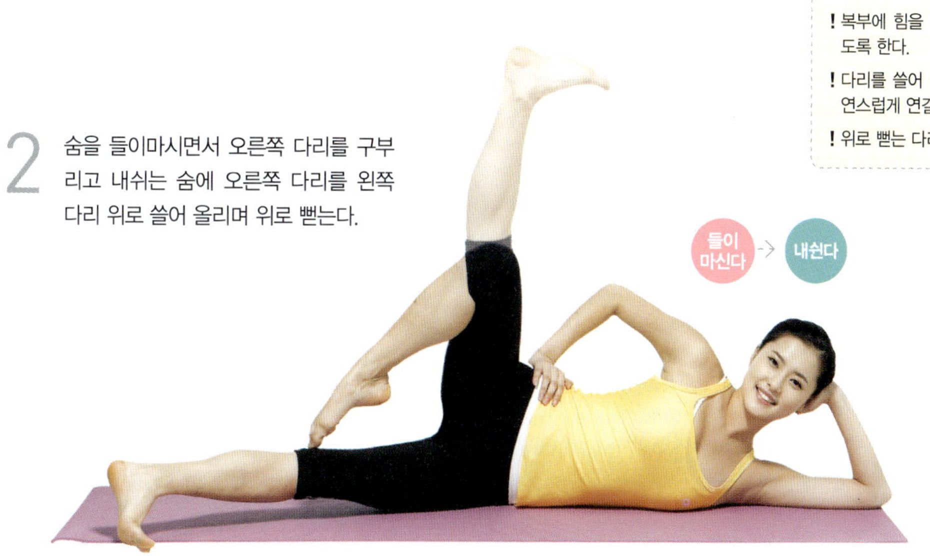

3 숨을 들이마신 후 내쉬는 숨에 그대로 다리를 내려 1번
자세로 돌아간다. 10회 1세트를 실시한 후 반대쪽도 실시
한다. 좌우 1세트씩 번갈아 실시한다.

앉았다 일어서기

허리부터 엉덩이와 허벅지에 이르기까지 하체 전체를 탄탄하게 만든다. 특히 봉긋하게 솟은 엉덩이를 만들고 싶다면 빠뜨릴 수 없는 운동이다.

Point

! 무릎이 발끝보다 앞으로 나오지 않도록 한다.

! 허리를 세운다.

! 어깨에 힘을 주지 않는다.

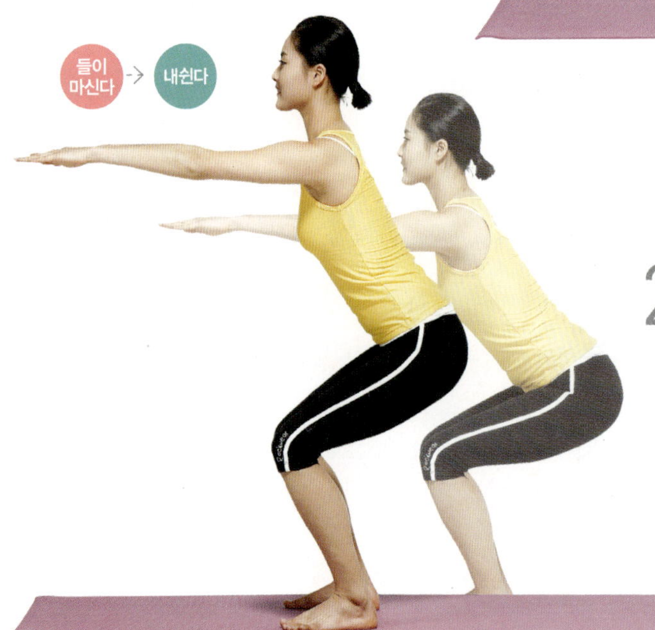

1 다리를 골반 너비로 벌리고 서서 양팔을 어깨높이로 나란히 뻗는다.

2 숨을 들이마신 후 내쉬는 숨에 엉덩이를 뒤로 빼면서 무릎이 직각에 가깝게 되도록 내려간다. 숨을 들이마시면서 1번 자세로 돌아간다.

한쪽 다리 차기

하체 근육을 강화시켜 힙업 효과가 있으며, 다리를 차는 동작은 상당한 근력이 필요하므로 탄탄한 복부를 만들 수 있다. 어깨관절 강화에도 도움이 된다.

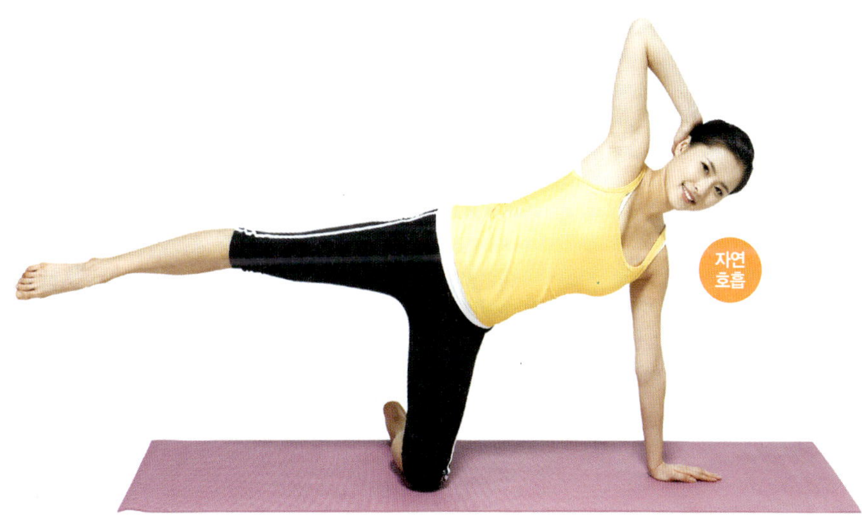

1 왼쪽 다리를 접어 왼쪽 무릎과 왼손으로 바닥을 지지한다. 오른손은 머리 뒤에 받치고 오른쪽 다리는 바닥과 수평이 되도록 들어 올린다.

Point

! 상체가 앞뒤로 움직이지 않도록 한다.

! 앞뒤로 차는 다리는 일정한 높이를 유지한다.

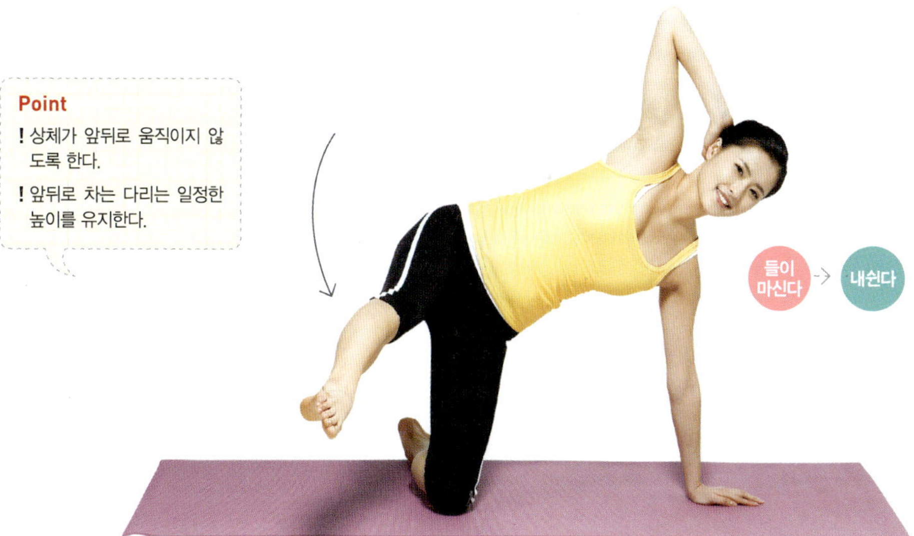

2 숨을 들이마신 후 내쉬는 숨에 오른쪽 다리를 뒤로 보냈다가 앞으로 찬다. 10회 1세트 실시한 후 반대쪽도 실시한다. 좌우 1세트씩 번갈아 실시한다.

엉덩이로 원 그리기

엉덩이 속 근육을 강화시켜 볼륨 있고 탄탄한 엉덩이를 만들어준다. 특히 탄력 없이 늘어지는 아랫배를 탄탄하게 만들어준다.

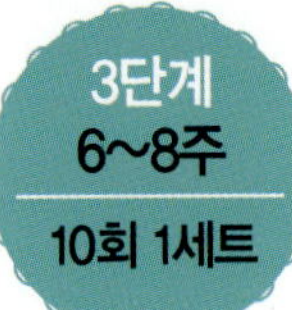

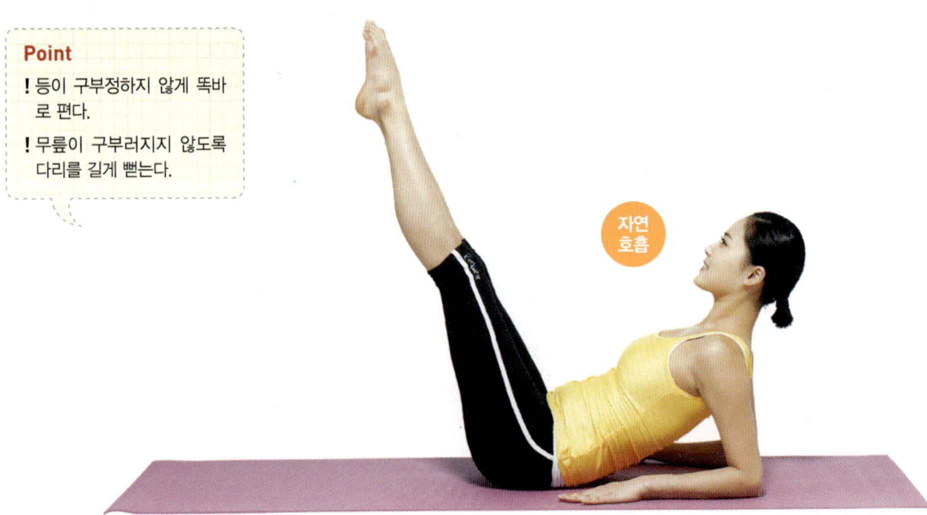

1 바닥에 누워 팔꿈치를 수직으로 세운 후 상체를 일으키고 다리를 들어 올린다.

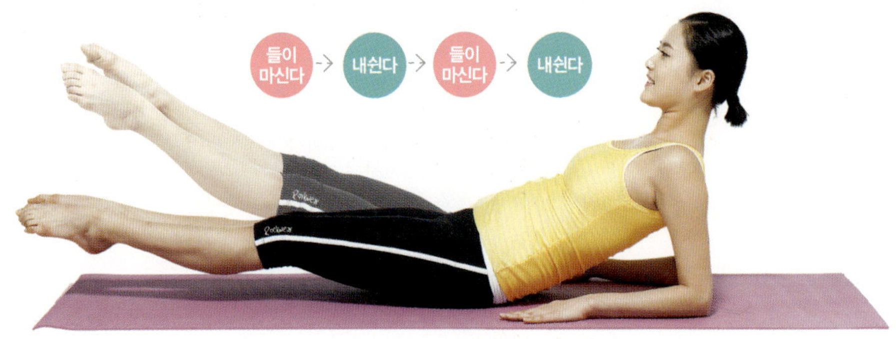

2 숨을 들이마신 후 내쉬는 숨에 다리를 오른쪽으로 큰 원을 그린다. 다시 숨을 들이마신 후 내쉬는 숨에 왼쪽으로 큰 원으로 그린다. 좌우로 원을 한 번씩 그리면 1회다.

엎드려 한쪽 다리 들기

전신 근육을 골고루 강화시키는 데 매우 효과적인 동작이다. 특히 팔과 복부의 힘이 요구되는 고강도 동작으로 곧은 어깨 라인에 도움이 된다.

Point
❗ 동작 중 몸을 일직선으로 유지한다.
❗ 다리를 들어 올릴 때 무릎이 구부러지지 않도록 길게 뻗는다.

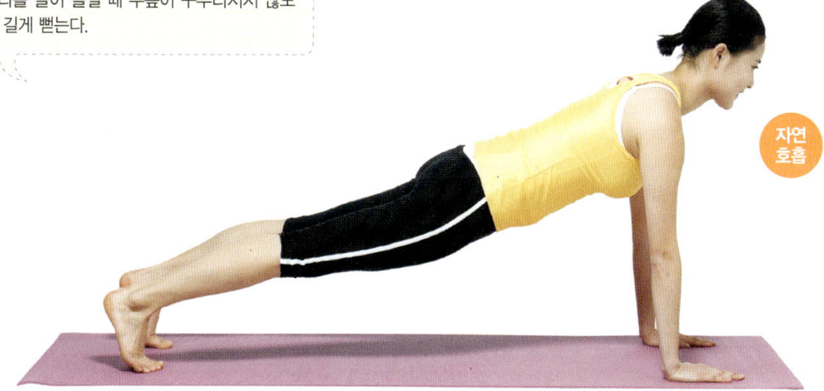

1 바닥에 엎드려서 양손을 어깨너비로 벌리고, 다리를 골반 너비로 벌린 다음 몸을 들어 올려 일직선으로 만든다.

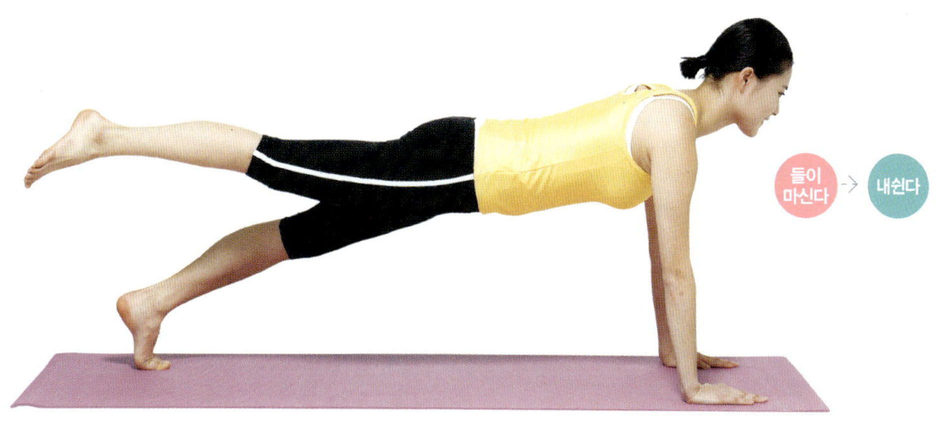

2 숨을 들이마신 후 내쉬는 숨에 오른쪽 다리를 들어 올려 5초간 자세를 유지한다. 숨을 들이마시면서 1번 자세로 되돌아갔다가 반대쪽도 실시하면 1회다.

143

꼭꼭 눌러주면 살이 빠진다!
경혈 지압법

인체 오장육부의 기혈이 흐르는 길을 경락이라 하고, 그 기혈이 흐르는 길에 인체 내부의 반응이 민감하게 나타나는 지점을 경혈이라고 한다. 쉽게 말해, 경락의 여기저기에 에너지가 고이기 쉬운 곳이 바로 경혈이다. 각 경락의 경혈을 골라서 에너지가 고이거나 멈추는 것을 없애주면 경락의 흐름이 좋아져 체지방의 분해를 돕는다.

식욕을 억제하는 경혈

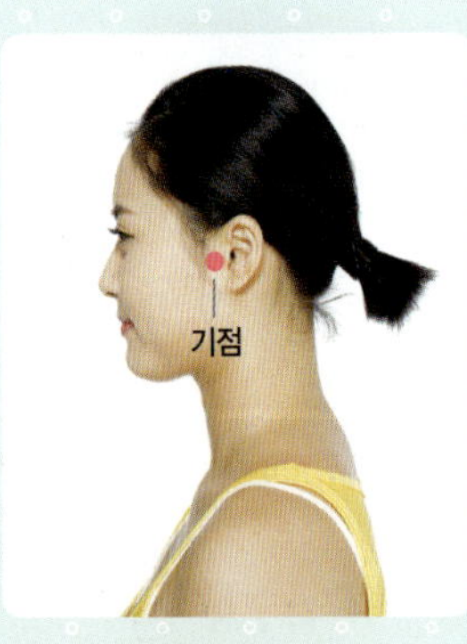

기점

위치 귀 앞에 튀어나온 지점

효과 비만 치료에 가장 많이 사용되는 혈 자리로 이곳을 자극하면 배고픔을 덜 느끼게 된다.

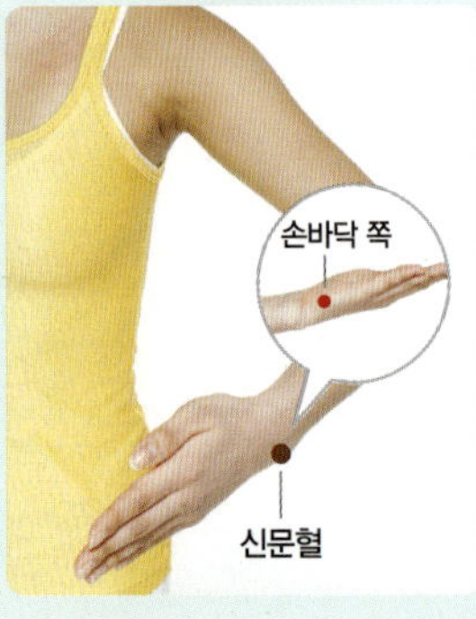

신문혈

위치 손바닥을 위로 놓고 주먹을 살짝 쥐었을 때 새끼손가락 아래 손목관절 부분에 딱딱한 힘줄이 만져지는 지점

효과 정신적인 안정에 도움을 주는 혈 자리로, 스트레스성 폭식을 다스려준다. 식욕이 갑자기 돌 때 이곳을 지압하면 어느 정도 식욕이 가라앉는다.

1 경혈은 누구나 똑같은 위치에 있지 않으므로 가볍게 문지르고 누르면서 통증이 느껴지
  거나 결리는 곳을 찾는다.

2 엄지나 검지와 중지를 붙여서 손끝으로 경혈을 힘 있게 눌러준다. 3~5초 정도 지그시
  눌렀다, 뗐다를 5회 반복한다.

3 몸의 아래쪽에 위치한 경혈부터 누르면서 위쪽으로 올라온다.

팔뚝살 빼주는 경혈

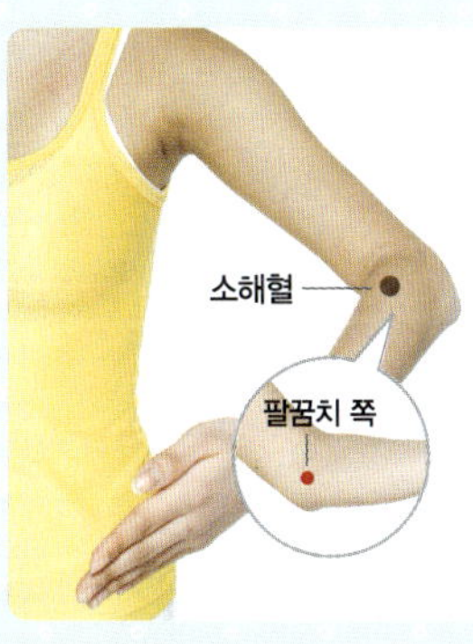

소해혈

위치 팔꿈치를 구부렸을 때 접히는 주름에서 새끼손가락 쪽에
있는 지점

효과 팔 안쪽에 지방이 많다면 소해혈이 효과적이다. 팔 안쪽
의 기혈순환을 도와 체지방의 분해를 돕는다.

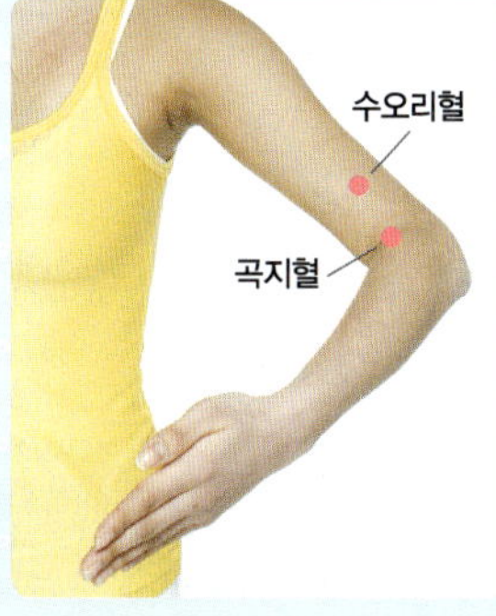

곡지혈

위치 팔꿈치가 접히는 부분에서 엄지손가락 쪽 끝나는 선 바
로 아래를 더듬어 만져봤을 때 움푹 팬 지점

효과 대장과 관련된 혈 자리로 변비를 해소시키며, 팔의 혈액
순환을 촉진해 체지방의 배출을 돕는다.

수오리혈

위치 곡지혈에서 손가락 4개의 너비만큼 팔쪽으로 올라간 지점

효과 대장 운동을 도와 다이어트 효과가 있고, 팔뚝 모양을 예
쁘게 만든다.

뱃살 없애주는 경혈

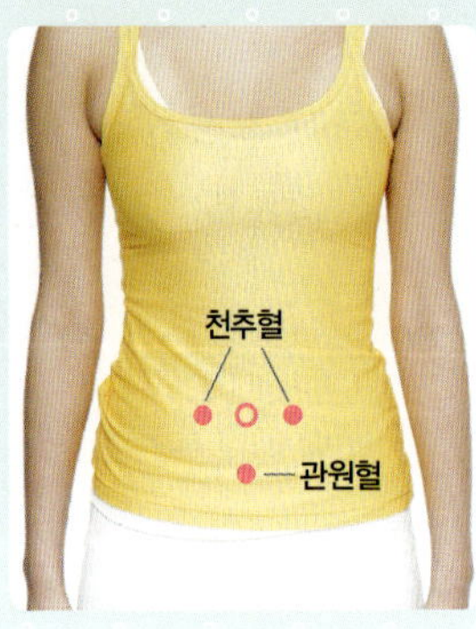

천추혈

위치 배꼽 양옆으로 손가락 2개 너비만큼 떨어진 지점

효과 위장의 활동을 조절하는 혈 자리로 식욕 억제 효과가 있다. 복부 순환을 도와 소화 기능도 좋아지고 복부 비만도 해소된다.

관원혈

위치 배꼽 아래로 손가락 3개 너비만큼 떨어진 지점

효과 복부 순환을 자극하는 혈자리로 대소변을 통한 노폐물 배출을 돕는다.

종아리가 매끈해지는 경혈

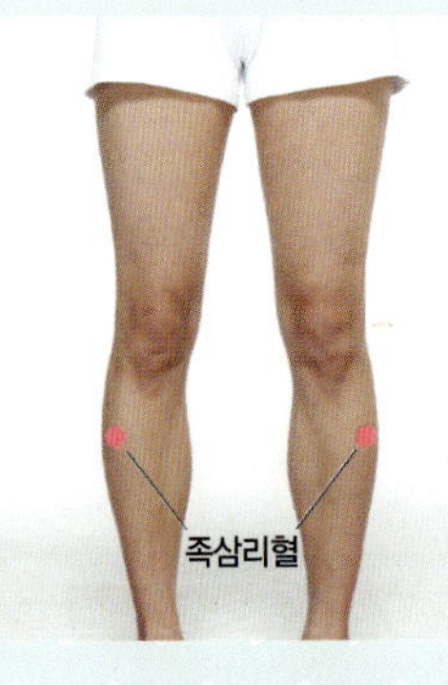

족삼리혈

위치 앞 무릎에서 9cm 정도 내려가 정강이뼈 바깥쪽 큰 힘줄 안쪽의 우묵한 지점

효과 위와 연결된 혈 자리로 과도한 식욕을 조절해주고 종아리 부기 해소에 도움이 된다.

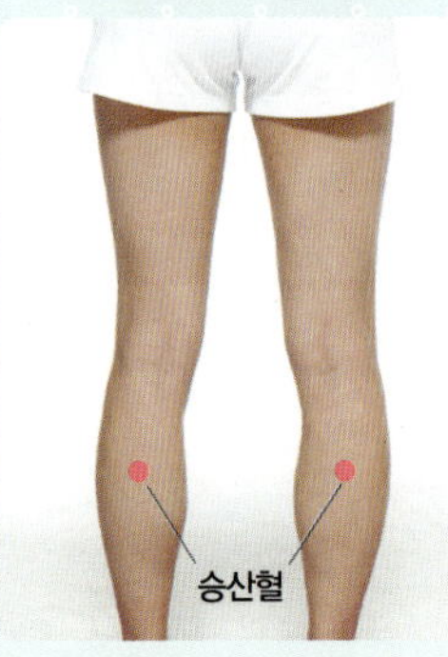

승산혈

위치 종아리 근육의 가운데 지점

효과 뭉친 종아리 근육을 풀어주어 다리 선을 예쁘게 만든다.

군살 없는 허벅지를 만드는 경혈

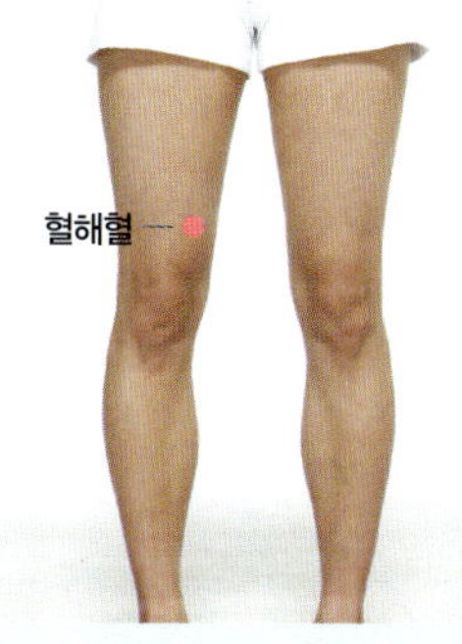

혈해혈

위치 무릎 뼈 안쪽에서 손가락 3개 너비만큼 올라간 지점

효과 허벅지 혈액순환을 도와 노폐물이 쌓이지 않도록 하며, 기미 개선과 생리통에도 효과가 있다.

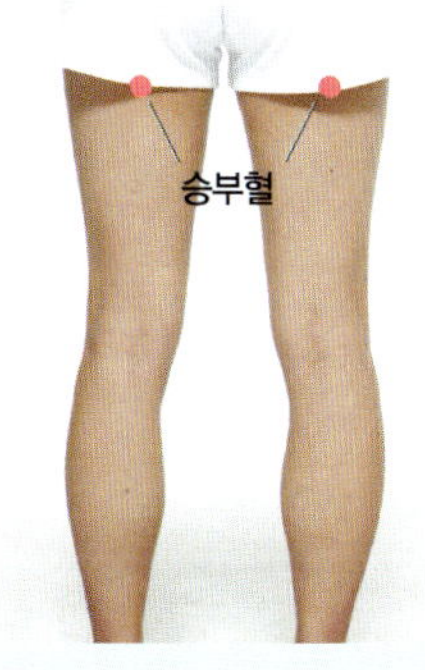

승부혈

위치 엉덩이가 끝나고 허벅지가 시작되는 부위의 정중앙 지점

효과 허벅지 순환이 잘되어 허벅지 살이 빠지고 힙업 효과가 있다.

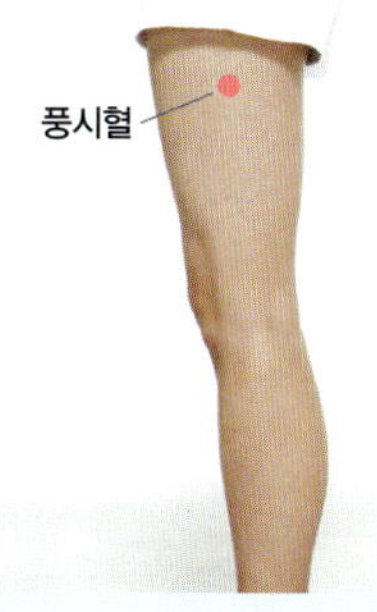

풍시혈

위치 똑바로 선 자세에서 팔을 늘어뜨렸을 때 손가락과 허벅지 바깥쪽이 만나는 지점

효과 허벅지 바깥쪽의 튀어나온 살을 빼는 데 효과가 있다.

4
기혈순환이 정체되는 부위에는 노폐물이 쌓여 체지방이 축적되기 쉽다.
이때 순환이 정체된 부위를 집중적으로 자극하는 동작을 실시하면 군살을 제거할 수 있다.
Part 3의 체형별 코어 프로그램을 실시하면서 짬짬이 원하는 부위별 동작을 추가하거나,
원하는 체중 감량을 이룬 후에 몸매를 보다 섬세하게 다듬고 싶을 때 실시한다.

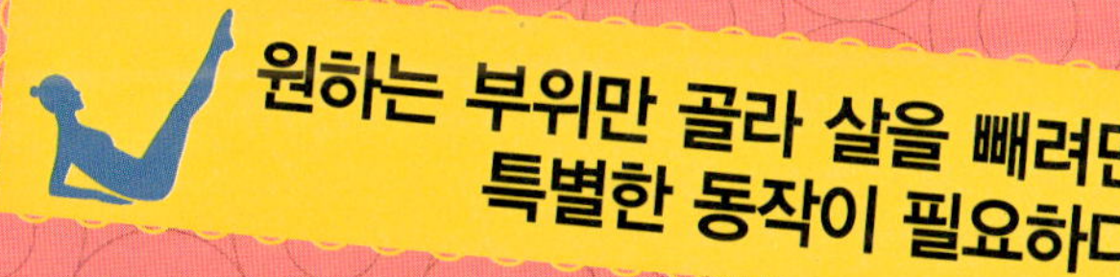

단점 없는 S라인!
부위별 관리 프로그램

발목 가늘게 만들기

10회 2세트

종아리 근육의 탄력을 증가시키는 동작으로 종아리 아래부터 발목까지 이어지는 부위를 날씬하게 가꿔준다.

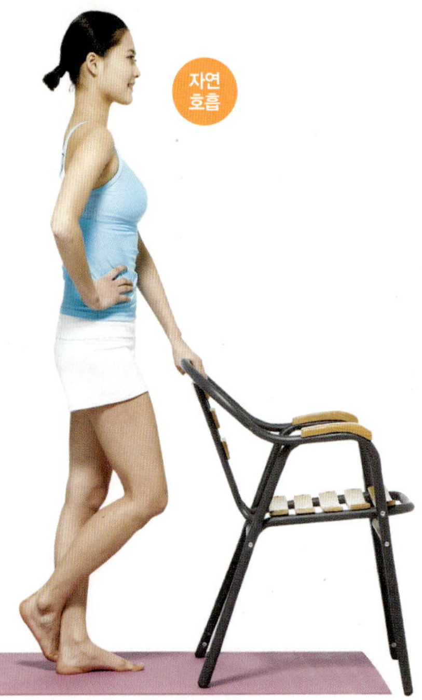

Point

! 발뒤꿈치를 들어 올릴 때 몸이 흔들리지 않도록 복부에 힘을 준다.

! 발뒤꿈치를 바닥에 내려놓을 때 '쿵' 소리가 나지 않도록 천천히 실시한다.

1 왼쪽 다리에 체중을 싣고 오른발로 왼쪽 발목 부위를 감싸고 오른손을 허리 위에 올려놓는다. 왼손은 의자나 벽을 붙잡아 중심을 잡는다.

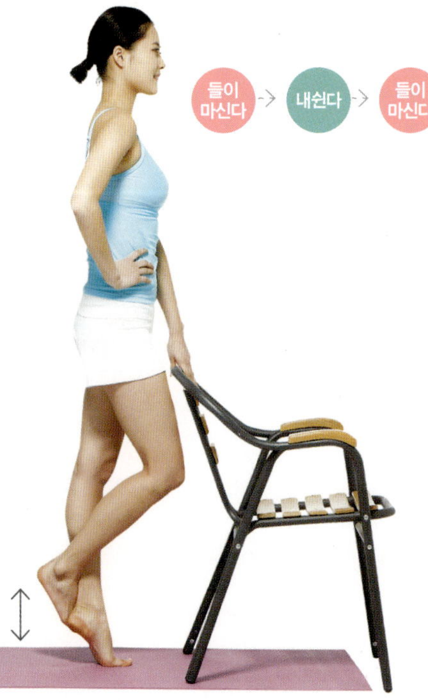

2 숨을 들이마신 후 내쉬는 숨에 왼쪽 발뒤꿈치를 들어 올린다. 숨을 들이마시면서 천천히 **1**번 자세로 돌아가면 1회다. 10회 실시한 후 반대쪽도 실시한다. 좌우 1세트씩 번갈아 실시한다.

알통 없는 매끄러운 종아리 만들기

5회 2세트

뭉치기 쉬운 종아리 근육을 풀어주는 동작으로 매끄러운 다리 라인과 함께
허벅지 라인까지 다듬을 수 있다.

Point
! 종아리 근육이 심하게 당기면 앞뒤로 벌린 다리 간격을 약간 좁힌다.
! 발뒤꿈치를 무리하게 바닥에 붙이지 않는다.
! 골반이 비뚤어지지 않도록 한다.
! 허리를 곧게 편다.

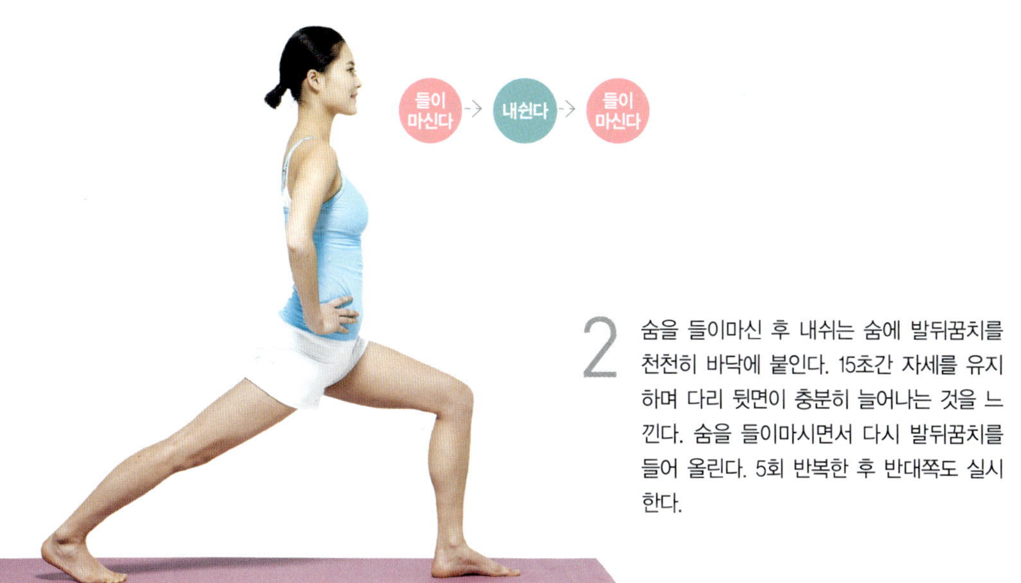

1 다리를 어깨너비 두 배로 벌리고 양손을 허리에 올린 상태에서 한쪽 발을 크게 앞으로 내딛는다. 뒷다리의 무릎을 펴고 발뒤꿈치를 바닥에서 뗀다.

2 숨을 들이마신 후 내쉬는 숨에 발뒤꿈치를 천천히 바닥에 붙인다. 15초간 자세를 유지하며 다리 뒷면이 충분히 늘어나는 것을 느낀다. 숨을 들이마시면서 다시 발뒤꿈치를 들어 올린다. 5회 반복한 후 반대쪽도 실시한다.

다리 붓기 빼기

혈액순환을 촉진시켜 다리의 붓기를 빼주는 효과가 있다. 하체의 유연성 증
가와 함께 어깨도 강화시켜준다.

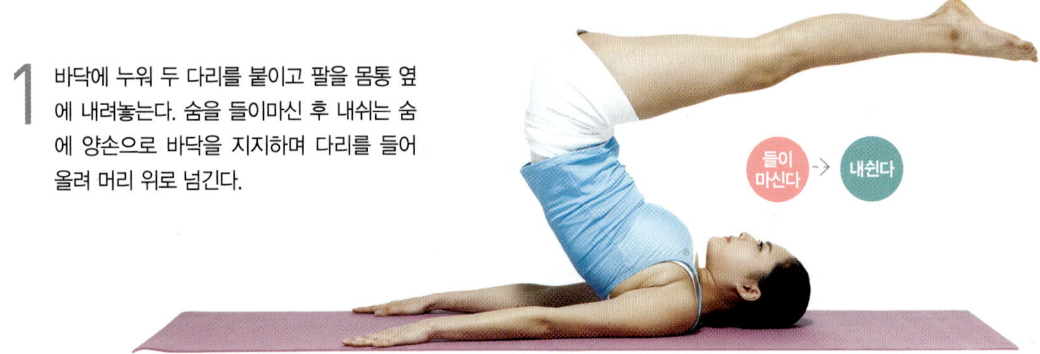

1 바닥에 누워 두 다리를 붙이고 팔을 몸통 옆
에 내려놓는다. 숨을 들이마신 후 내쉬는 숨
에 양손으로 바닥을 지지하며 다리를 들어
올려 머리 위로 넘긴다.

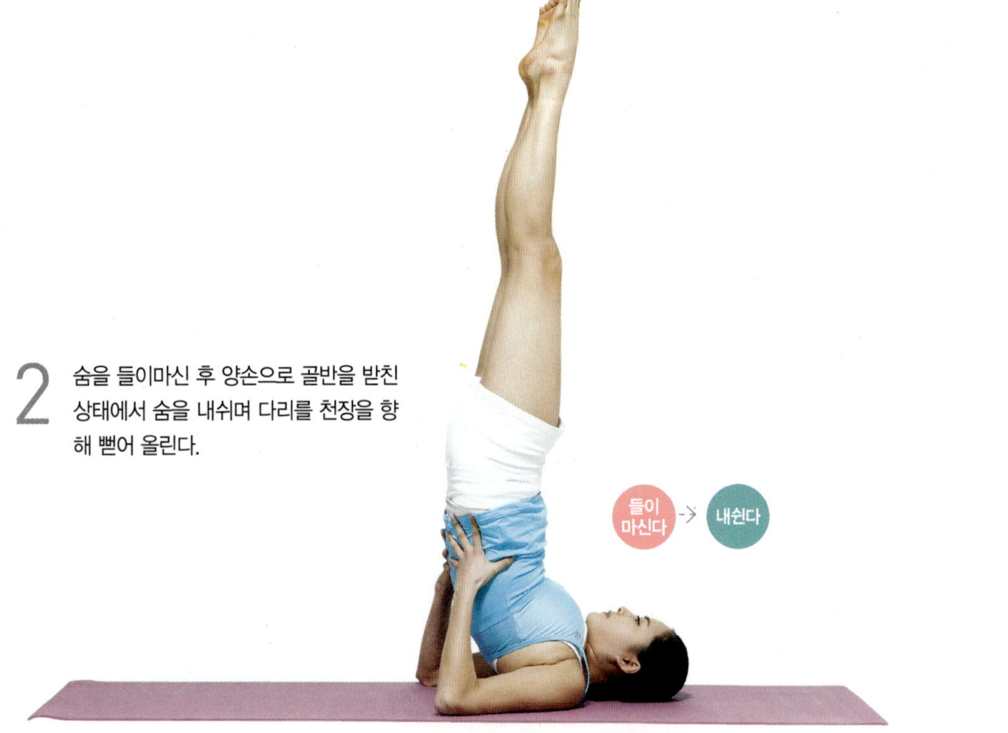

2 숨을 들이마신 후 양손으로 골반을 받친
상태에서 숨을 내쉬며 다리를 천장을 향
해 뻗어 올린다.

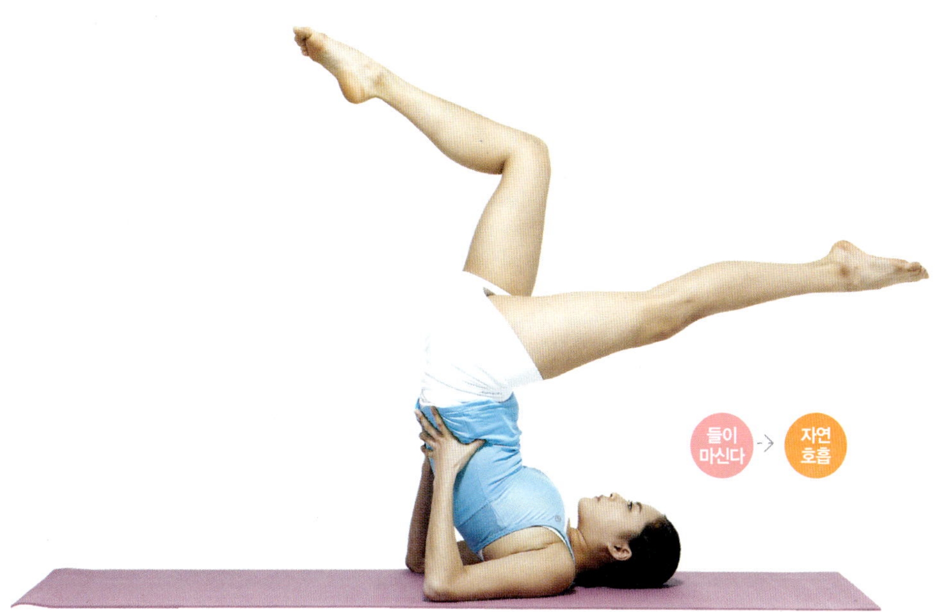

3 숨을 들이마시면서 두 다리를 가위 모양으로 앞 뒤로 벌린 후 호흡에 맞춰 자연스럽게 자전거를 타듯 구른다.

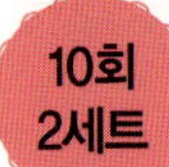

길고 매끄러운 다리 만들기

엉덩이부터 다리 전체를 다듬어준다. 특히 허벅지 앞쪽 근육을 강화시켜 탄력 있고 매끄러운 허벅지 라인을 만드는 데 도움이 된다.

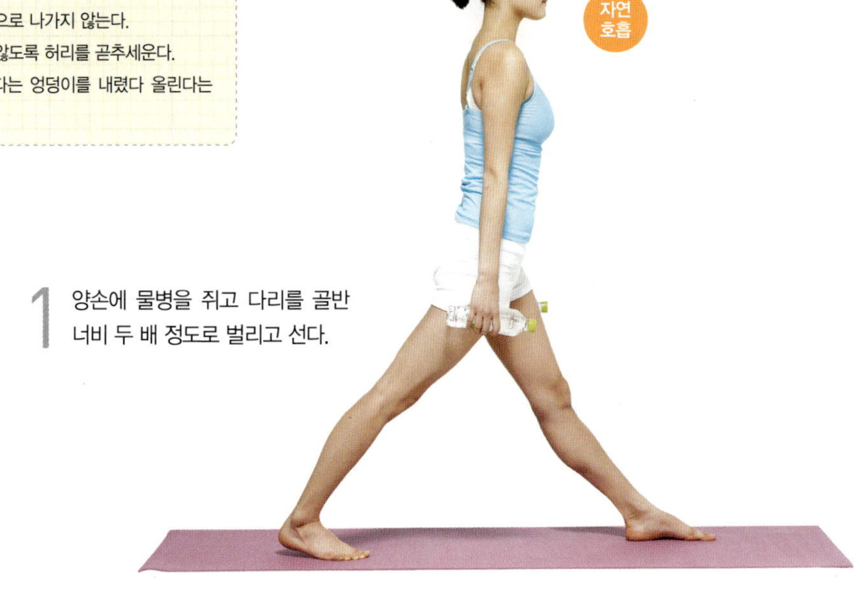

1 양손에 물병을 쥐고 다리를 골반 너비 두 배 정도로 벌리고 선다.

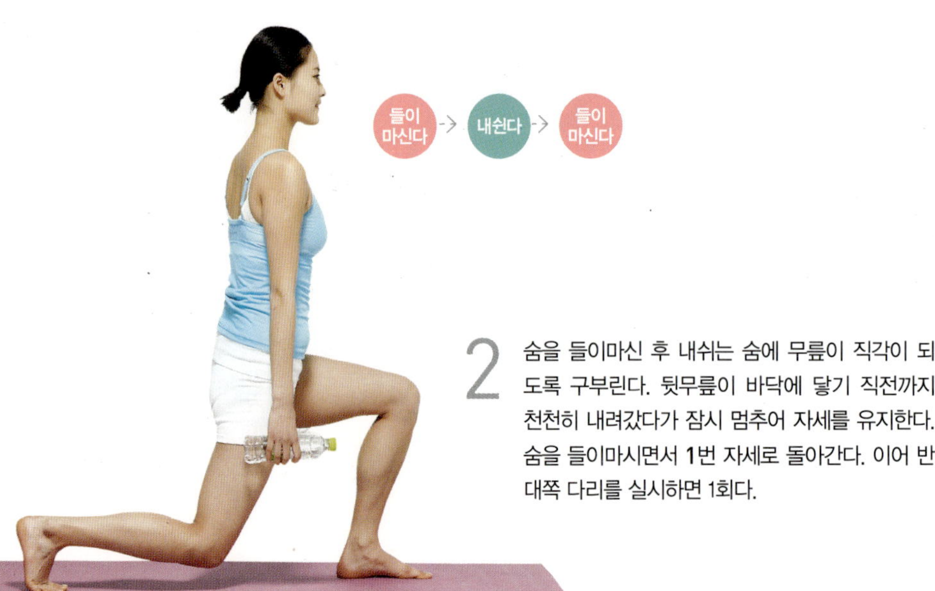

2 숨을 들이마신 후 내쉬는 숨에 무릎이 직각이 되도록 구부린다. 뒷무릎이 바닥에 닿기 직전까지 천천히 내려갔다가 잠시 멈추어 자세를 유지한다. 숨을 들이마시면서 **1**번 자세로 돌아간다. 이어 반대쪽 다리를 실시하면 1회다.

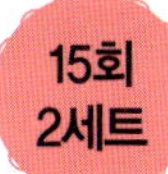

허벅지 군살 없애기

허벅지 안쪽 근육을 단련시켜 가늘고 탄탄한 허벅지 라인을 만들어준다. 힙 업 효과와 함께 탄력 있는 어깨 라인도 얻을 수 있다.

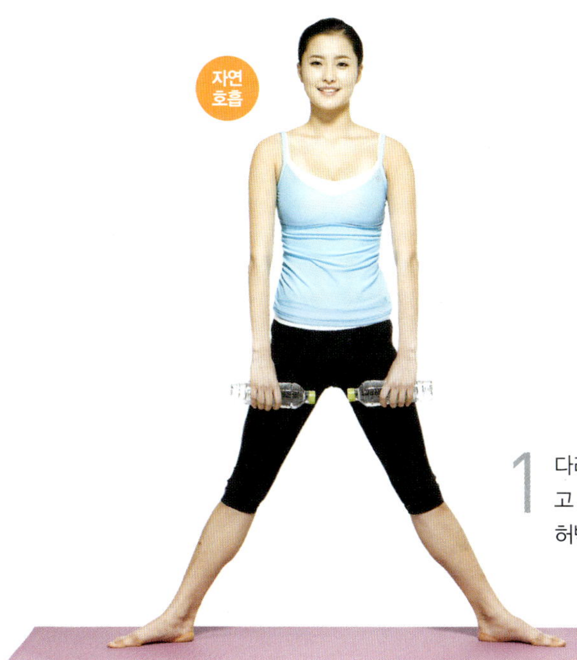

Point

! 무릎이 발끝보다 앞으로 나가지 않는다.

! 허리와 등을 곧게 펴고 실시한다.

! 발끝과 무릎이 바깥쪽을 향한다.

! 양손이 어깨높이보다 높이 올라가지 않도록 한다.

! 엉덩이가 뒤로 빠지지 않도록 한다.

1 다리를 골반 너비 1.5~2배 정도로 넓게 벌리고 선다. 양손에 물병을 들고 팔꿈치를 펴서 허벅지 앞에 내려놓는다.

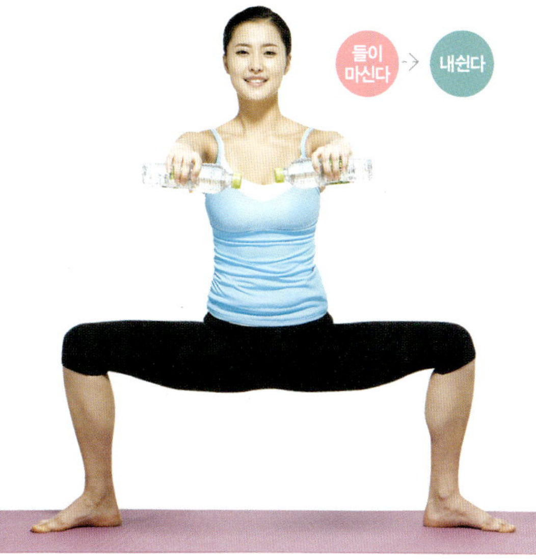

2 숨을 들이마시면서 무릎이 거의 직각이 될 때까지 내려간다. 동시에 양팔을 가슴 높이까지 들어 올린다. 최저점에 이르면 숨을 내쉬면서 허벅지 안쪽에 힘을 주며 일어선다. 동시에 양팔을 내려 1번 자세로 돌아간다.

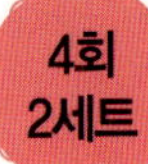

처진 엉덩이 업 시키기

4회 2세트

엉덩이부터 오금 위까지 다리 뒷면 근육을 전반적으로 단련시켜주는 동작으로 처진 엉덩이를 올라붙게 한다. 또한 척추 주변 근육을 강화시켜 척추 안정화에 도움을 준다.

Point
! 목과 어깨에 과도하게 힘을 주지 않는다.
! 날개 뼈가 바닥에서 떨어지지 않도록 한다.
! 골반이 좌우로 비뚤어지지 않도록 한다.

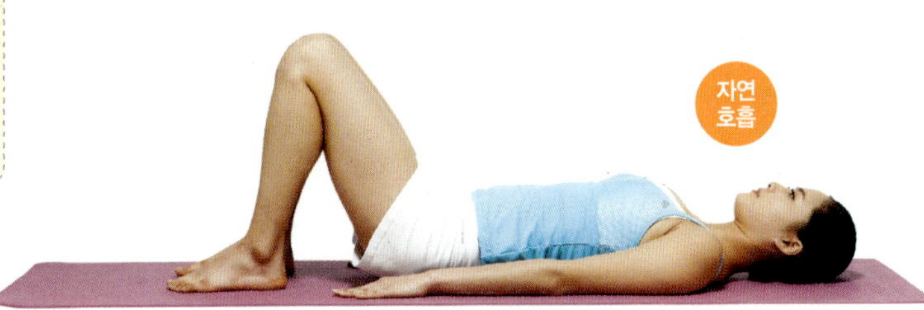

1 등을 대고 바닥에 누워 다리를 골반 너비로 벌리고 무릎을 세운다. 팔은 자연스럽게 몸통 옆에 놓는다.

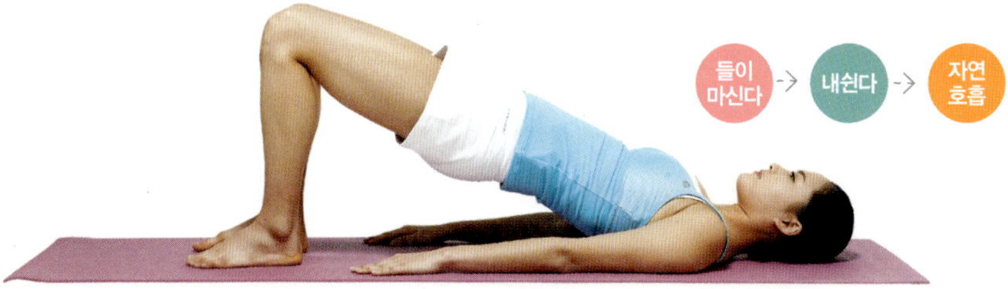

2 숨을 들이마신 후 내쉬는 숨에 천천히 엉덩이→허리→등 순으로 들어 올린다. 자연스럽게 호흡하며 최고점에서 5초간 자세를 유지한다.

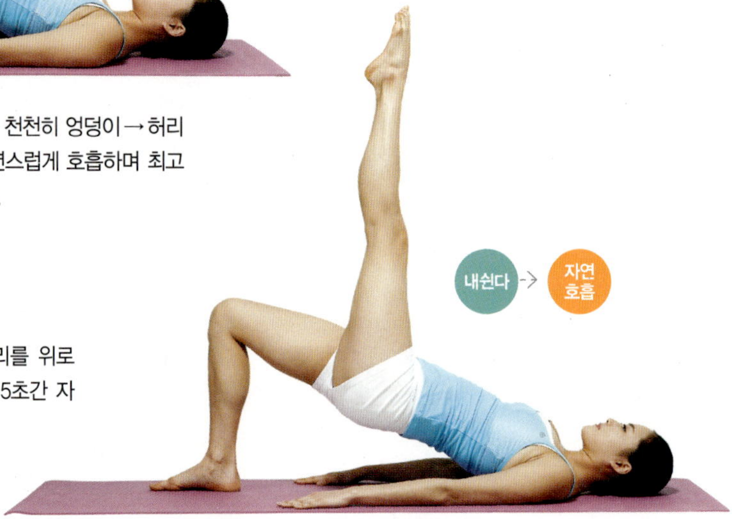

3 숨을 내쉬며 천천히 왼쪽 다리를 위로 뻗는다. 자연스럽게 호흡하며 5초간 자세를 유지한다.

4 다시 숨을 내쉬며 2번 자세로 돌아간다. 반대쪽 다리도 실시하면 1회다. 1세트 실시한 후 1번 자세로 돌아갔다가 잠시 숨을 고르고 한 번 더 1세트를 실시한다.

엉덩이 군살 빼기

엉덩이 근육을 전체적으로 단련시키기 때문에 동그랗게 올라붙은 엉덩이를
만드는 데 도움이 된다. 허리 라인과 허벅지 앞쪽 라인도 정리해준다.

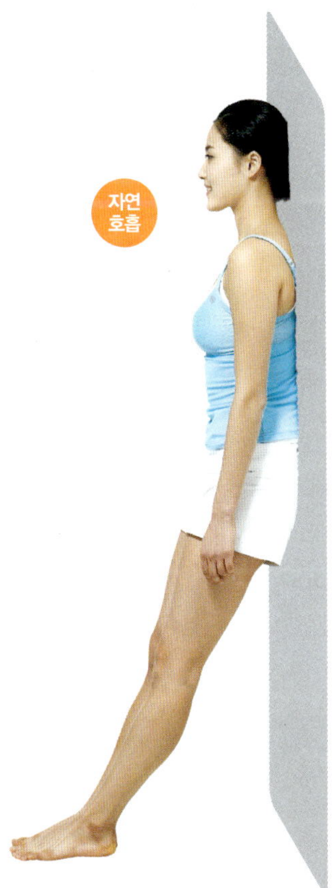

1 벽 앞에 50~60cm 떨어져 서서 다리를 어깨
너비로 벌리고 머리부터 엉덩이까지 벽에 밀
착시켜 기댄다.

Point
! 머리부터 허리까지 벽에 밀착한다.
! 무릎이 발끝보다 앞으로 나가지 않는다.

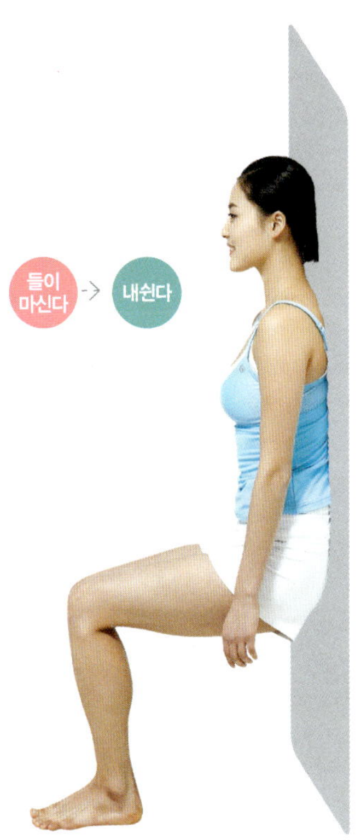

2 숨을 들이마시면서 등을 벽에 붙인 채 천천히 미
끄러지듯 상체를 내린다. 숨을 내쉬면서 엉덩이
와 허벅지에 힘을 주며 무릎을 편다는 느낌으로
천천히 1번 자세로 돌아간다. 마지막 15회째를 실
시할 때는 최저점에서 10초간 자세를 유지한다.

15회 4세트

굴곡 있는 허리선 만들기

복근 양옆에 위치한 내외복사근을 강화시켜 탄력 있고 잘록한 허리 라인을 만드는 데 도움이 된다.

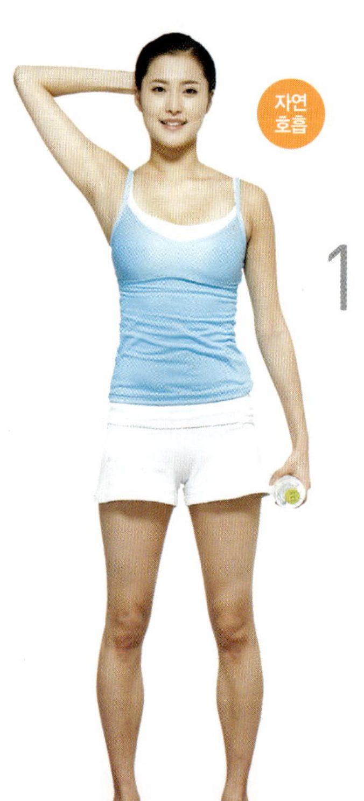

1 다리를 골반 너비로 벌리고 서서 왼손에 물병을 들고 오른손은 머리 뒤에 받친다.

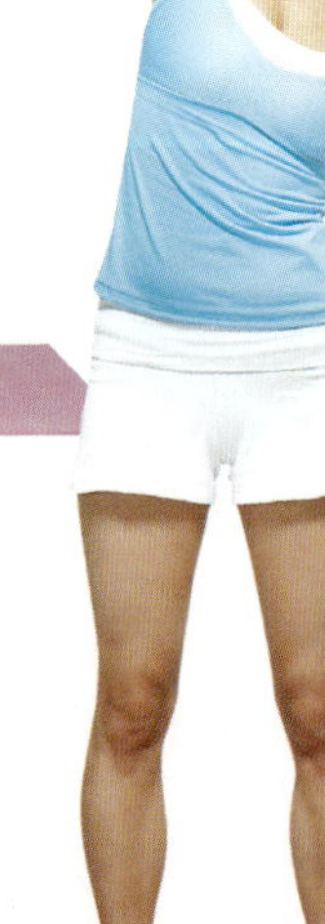

2 숨을 들이마시면서 상체를 왼쪽으로 기울인다. 숨을 내쉬면서 상체를 천천히 올려 1번 자세로 돌아간다. 좌우 번갈아 1세트씩 실시한다.

튀어나온 옆구리 살 없애기

옆구리에 위치한 내외복사근을 자극해, 일명 튜브살이라고 불리는 옆구리
살을 정리해준다. 잘록한 허리 라인을 원한다면 빼먹지 말고 실시해야 할
동작이다.

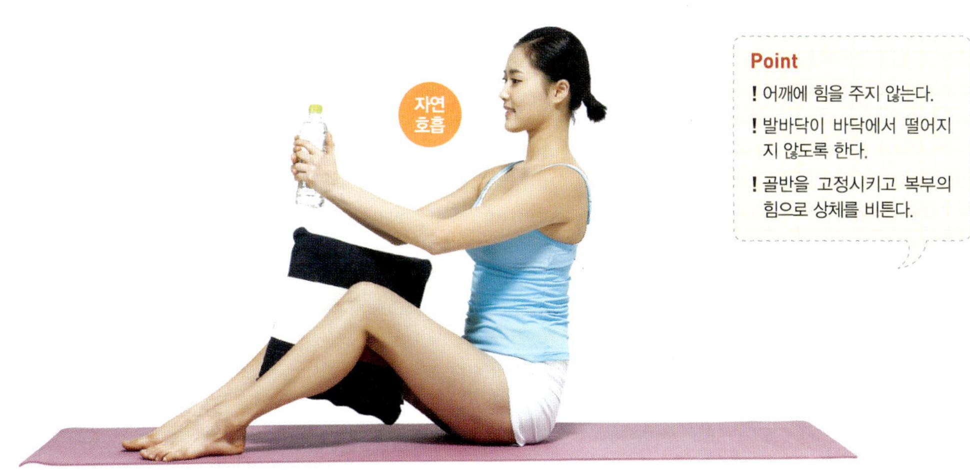

1 바닥에 무릎을 세우고 앉아 다리를 골반 너비로
벌리고 무릎 사이에 쿠션을 끼운다. 가슴 앞에서
양손으로 물병을 잡는다.

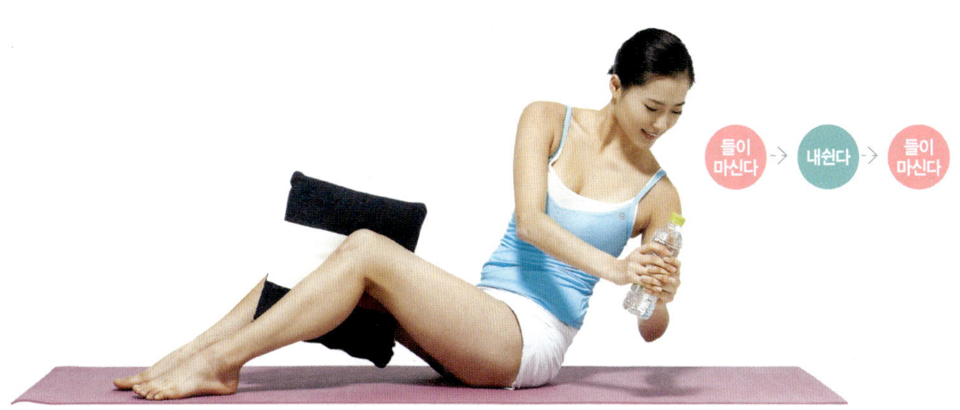

2 숨을 들이마신 후 내쉬는 숨에 상체를 45도 정도 뒤로 젖
힌 상태에서 왼쪽으로 틀며 왼쪽 팔꿈치를 바닥 쪽으로 기
울인다. 팔꿈치가 바닥에 닿기 직전 상태에서 5초간 자세
를 유지한다. 숨을 들이마시며 1번 자세로 돌아간다. 이어
반대쪽을 실시하면 1회다.

볼륨 있는 가슴 만들기

여성의 가슴은 체지방이기 때문에 운동으로 크기를 키우는 것은 불가능하
지만 가슴 부위의 근육을 단련시키면 가슴이 모아져 볼륨감이 살아난다.

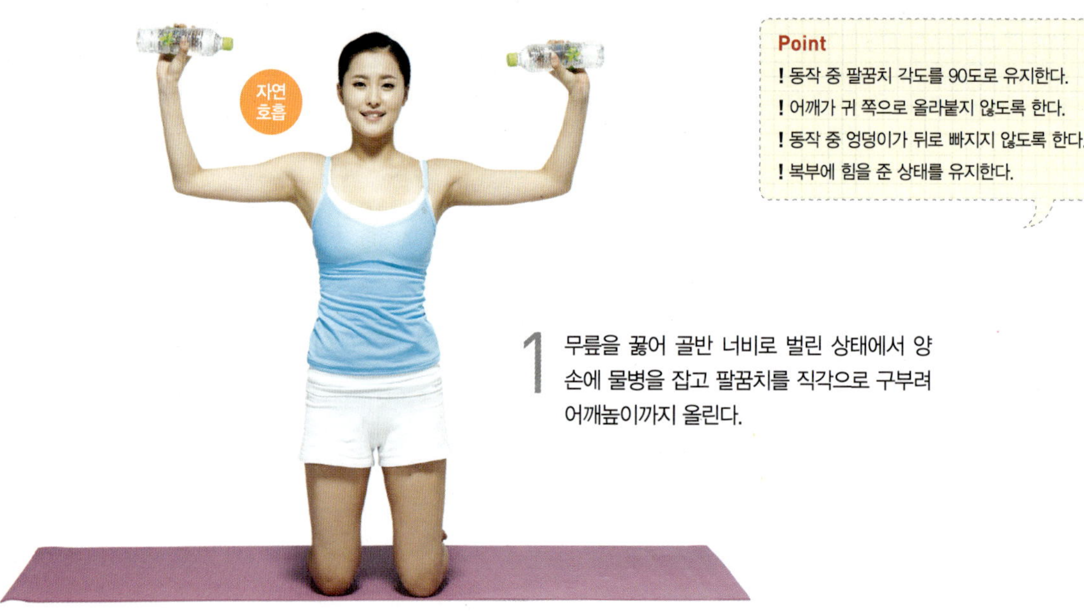

1 무릎을 꿇어 골반 너비로 벌린 상태에서 양
손에 물병을 잡고 팔꿈치를 직각으로 구부려
어깨높이까지 올린다.

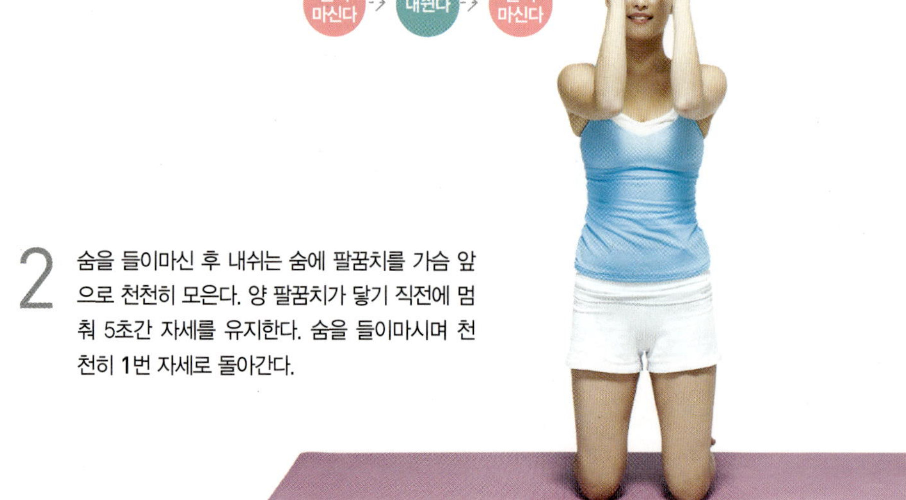

2 숨을 들이마신 후 내쉬는 숨에 팔꿈치를 가슴 앞
으로 천천히 모은다. 양 팔꿈치가 닿기 직전에 멈
춰 5초간 자세를 유지한다. 숨을 들이마시며 천
천히 1번 자세로 돌아간다.

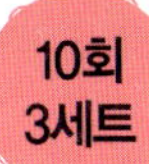

군살 없는 매끈한 등 만들기

등의 가장 큰 근육인 광배근을 강화시켜 나이가 들면서 체지방이 쌓이기 쉬운 등을 탄탄하게 다듬어준다. 등 부위의 혈액순환을 촉진시켜 뭉친 근육을 풀어주는 효과도 있다.

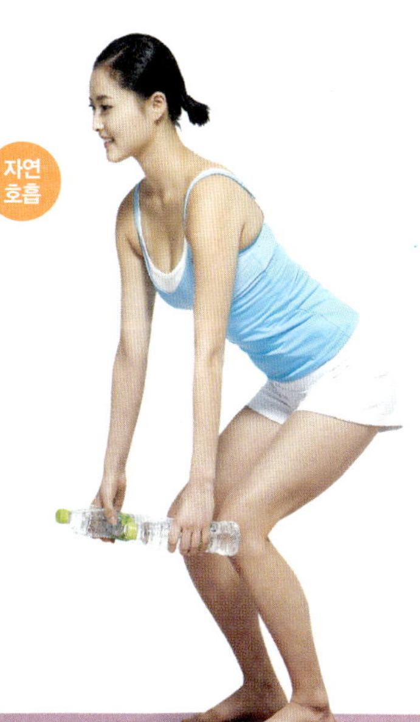

1 양손에 물병을 하나씩 쥐고, 다리를 어깨너비로 벌려 선 상태에서 무릎을 살짝 구부려 상체를 45도 정도 앞으로 기울인다. 허리와 등은 곧게 세운다.

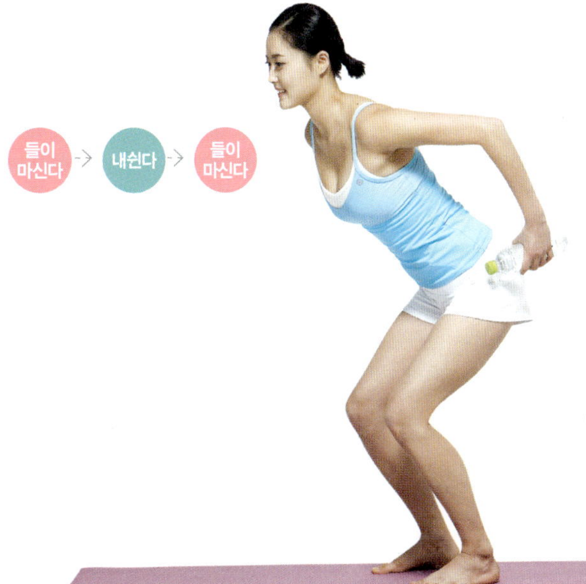

> **Point**
> ! 팔꿈치가 바깥쪽으로 벌어지지 않도록 한다.
> ! 등이 구부정하지 않도록 허리를 세운다.
> ! 팔꿈치를 90도까지 접어 당겨 올린다.

2 숨을 들이마신 후 내쉬는 숨에 팔꿈치를 뒤쪽으로 그대로 당긴다. 자연스럽게 호흡하면서 5초간 자세를 유지한다. 숨을 들이마시며 천천히 1번 자세로 돌아간다.

탄탄한 배 만들기

복근을 전체적으로 단련시켜 탄탄한 복부를 만들어주고 척추 안정화에도
도움이 된다. 평소 요통이 있는 사람이라면 통증 완화 효과를 얻을 수 있다.

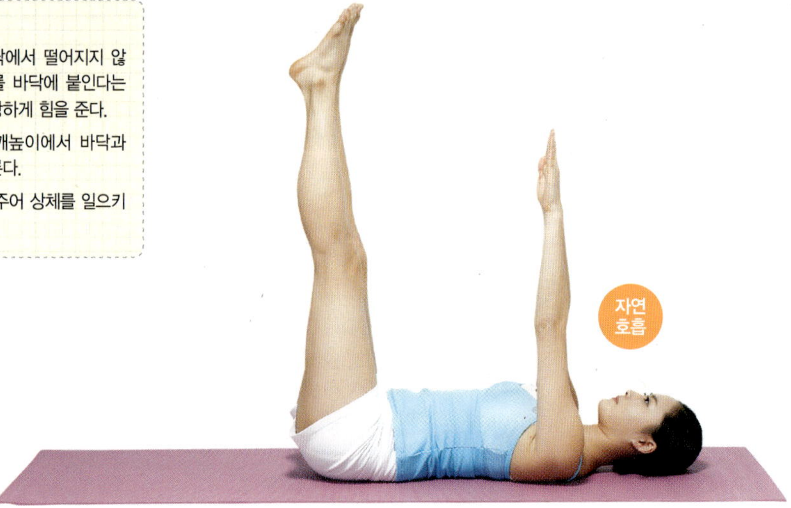

1 누운 상태에서 양다리와 양팔을 천장 방향으
로 수직으로 뻗는다.

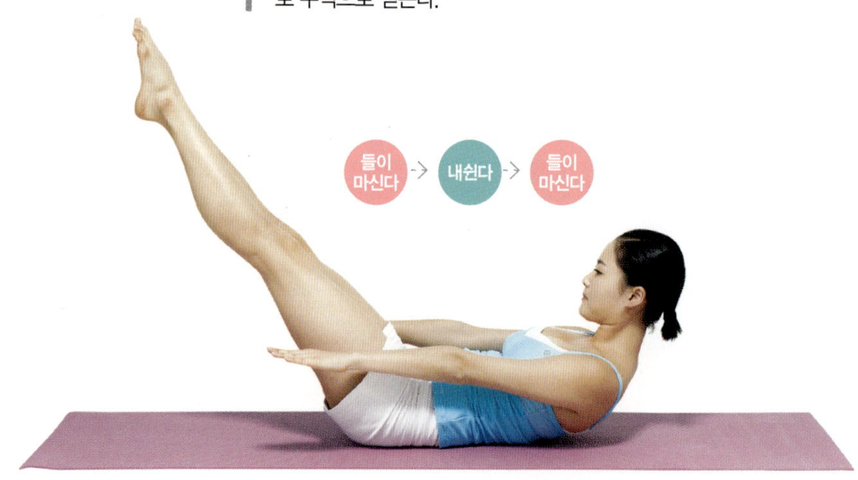

2 숨을 들이마신 후 내쉬는 숨에 양팔을 몸 옆으로 길게
뻗어 내리며 상체를 들어 올리고, 동시에 양다리를 사
선 방향으로 내린다. 숨을 들이마시면서 1번 자세로
돌아간다.

10회 3세트

가늘고 긴 팔 만들기

가슴부터 어깨, 팔로 이어지는 근육을 전체적으로 단련시켜주는 동작으로
팔을 가늘고 길게 만들어준다.

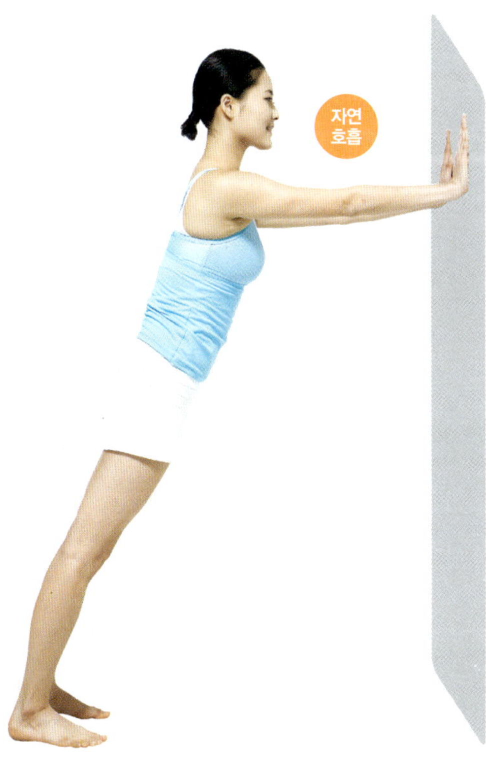

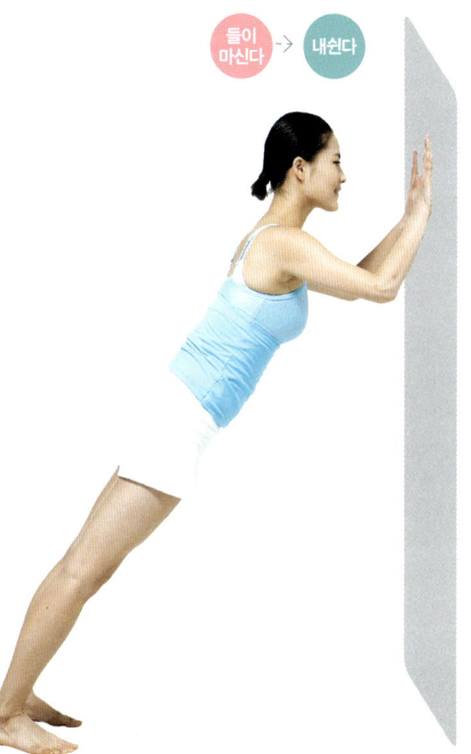

1 벽에서 0.7~1m 정도 떨어져 다리를 어깨너
비보다 조금 넓게 벌리고 선다. 양손을 어깨
너비로 벌려 벽을 짚는다.

2 숨을 들이마시면서 천천히 팔을 굽혀 내려간다.
숨을 내쉬면서 팔을 벽에서 밀어낸다는 느낌으로
뻗어 1번 자세로 돌아간다.

늘어진 팔뚝살 없애기

10회 3세트

일명 날개살이라고 불리는 팔뚝 안쪽 살을 정리해준다. 팔뚝 안쪽 근육을
강화시켜 늘어지기 쉬운 팔뚝살을 탄탄하게 붙잡는 효과가 있다.

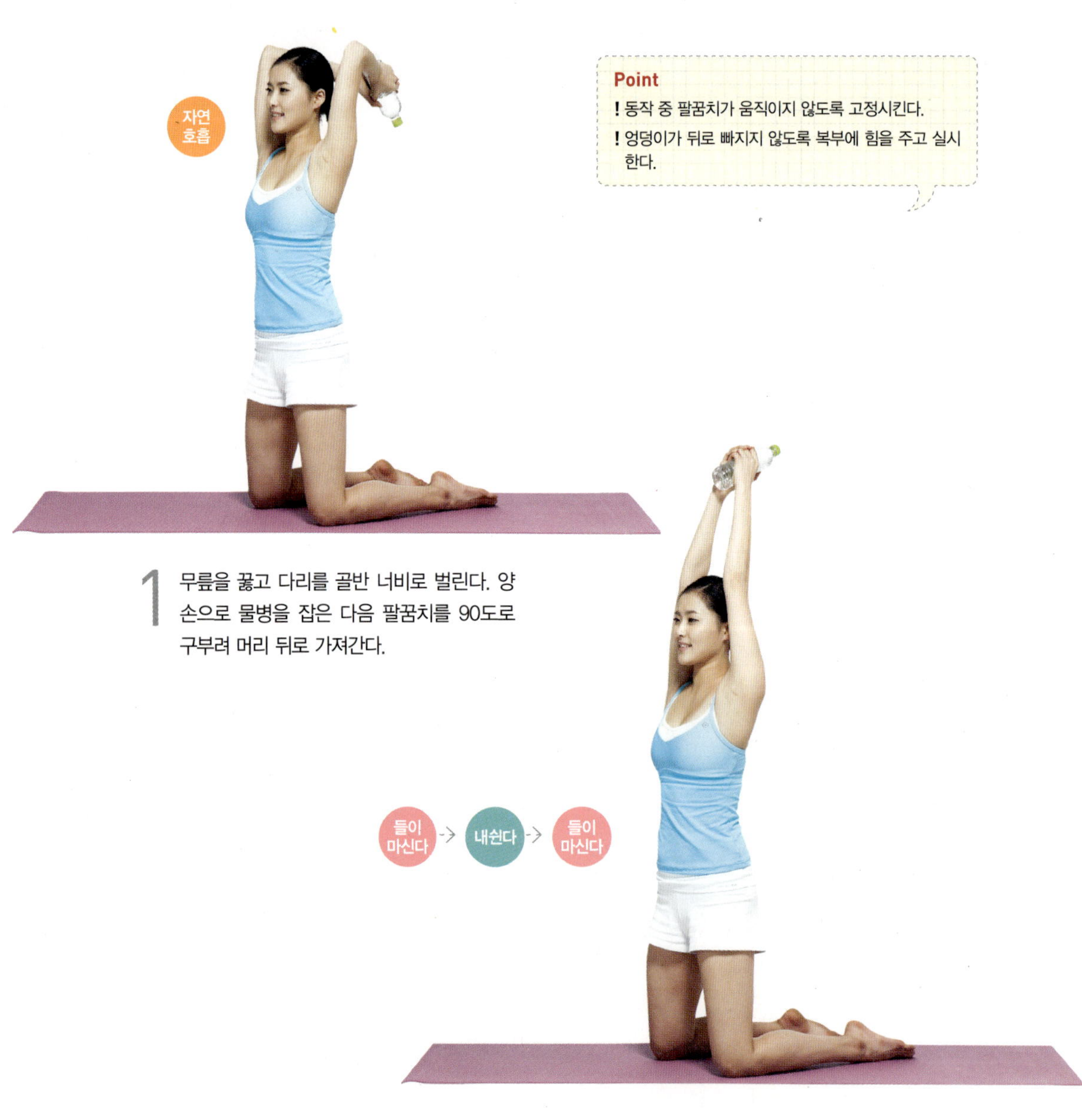

1 무릎을 꿇고 다리를 골반 너비로 벌린다. 양
손으로 물병을 잡은 다음 팔꿈치를 90도로
구부려 머리 뒤로 가져간다.

2 숨을 들이마신 후 내쉬는 숨에 천천히 양팔을
천장 쪽으로 올린다. 숨을 들이마시면서 천천히
1번 자세로 돌아간다.

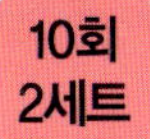

돋보이는 쇄골 라인 만들기

쇄골 라인을 예쁘게 만들기 위해서는 동그랗게 말린 어깨를 펴주어야 하는
데, 이 동작은 등 근육과 어깨 근육을 동시에 강화시켜 아름답게 뻗은 쇄골
라인을 만들어준다.

Point

! 옆구리에 팔꿈치를 고정시킨 상태로 동작을 한다.
! 동작 중 팔꿈치를 직각으로 유지한다.

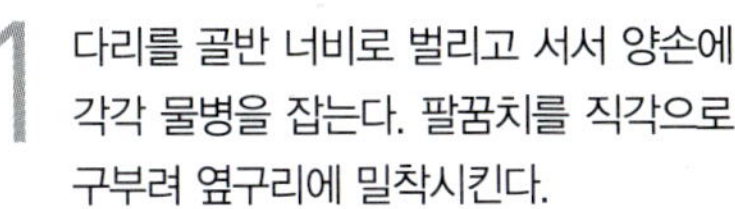

1 다리를 골반 너비로 벌리고 서서 양손에
각각 물병을 잡는다. 팔꿈치를 직각으로
구부려 옆구리에 밀착시킨다.

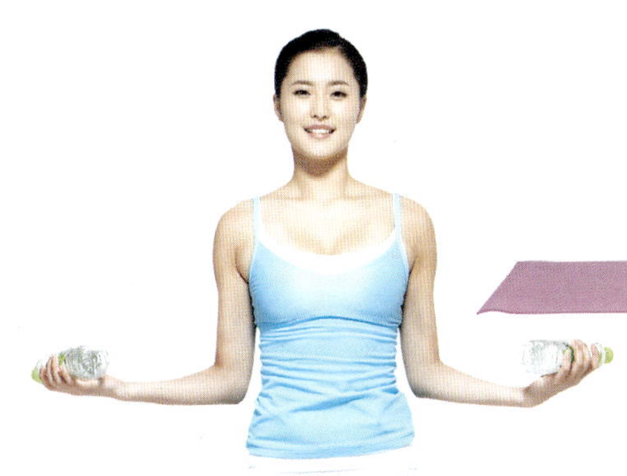

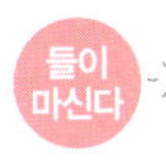
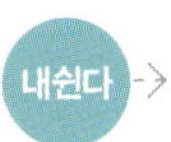
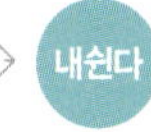
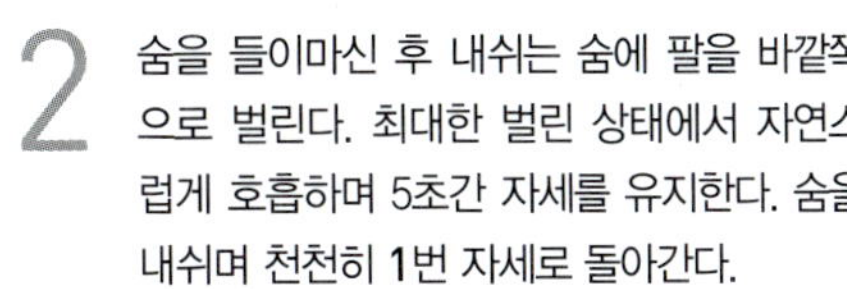

2 숨을 들이마신 후 내쉬는 숨에 팔을 바깥쪽
으로 벌린다. 최대한 벌린 상태에서 자연스
럽게 호흡하며 5초간 자세를 유지한다. 숨을
내쉬며 천천히 1번 자세로 돌아간다.

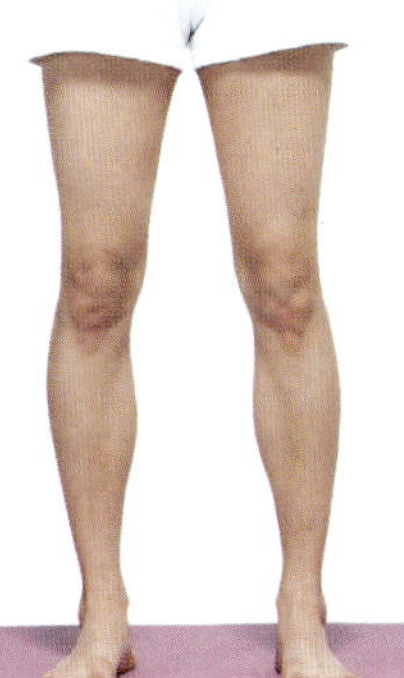

여성스러운 어깨 라인 만들기

어깨 부위 근육을 앞뒤로 고르게 발달시켜 균형 잡힌 어깨 라인을 만들어
준다. 굽은 어깨를 펴는 효과도 있다.

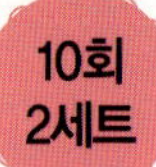

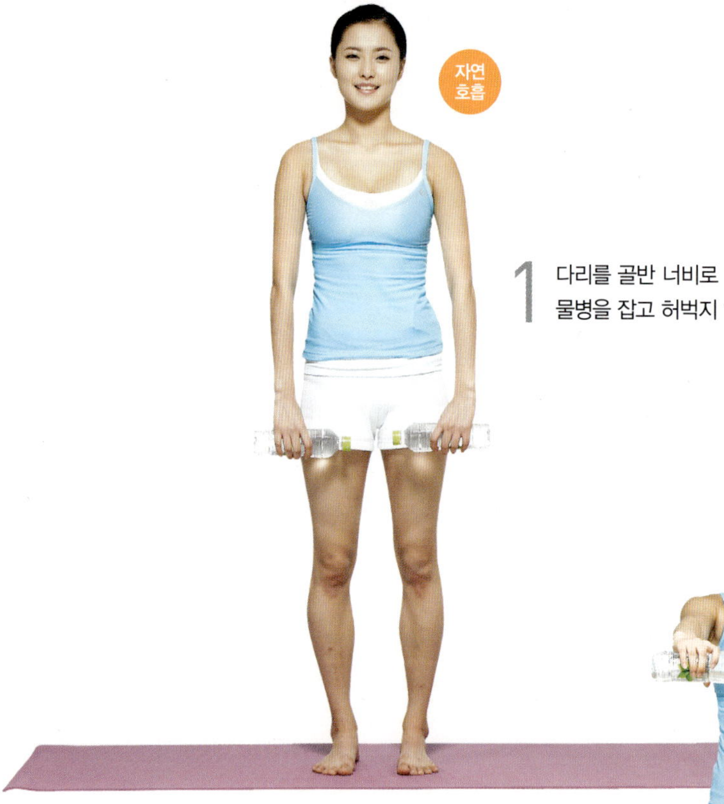

1 다리를 골반 너비로 벌리고 서서 양손에
물병을 잡고 허벅지 앞에 내려놓는다.

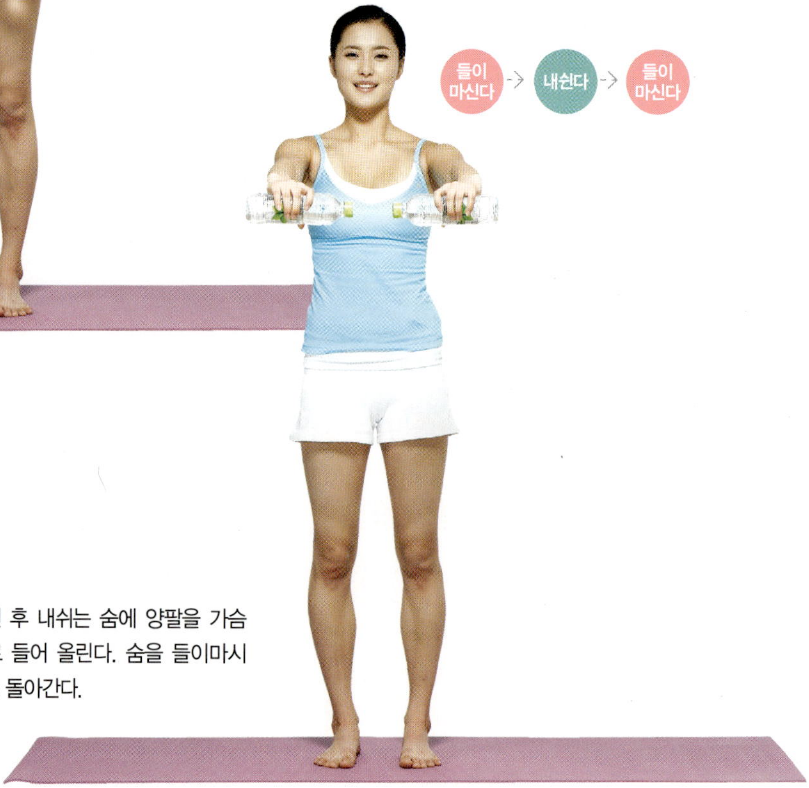

2 숨을 들이마신 후 내쉬는 숨에 양팔을 가슴
앞까지 그대로 들어 올린다. 숨을 들이마시
며 1번 자세로 돌아간다.

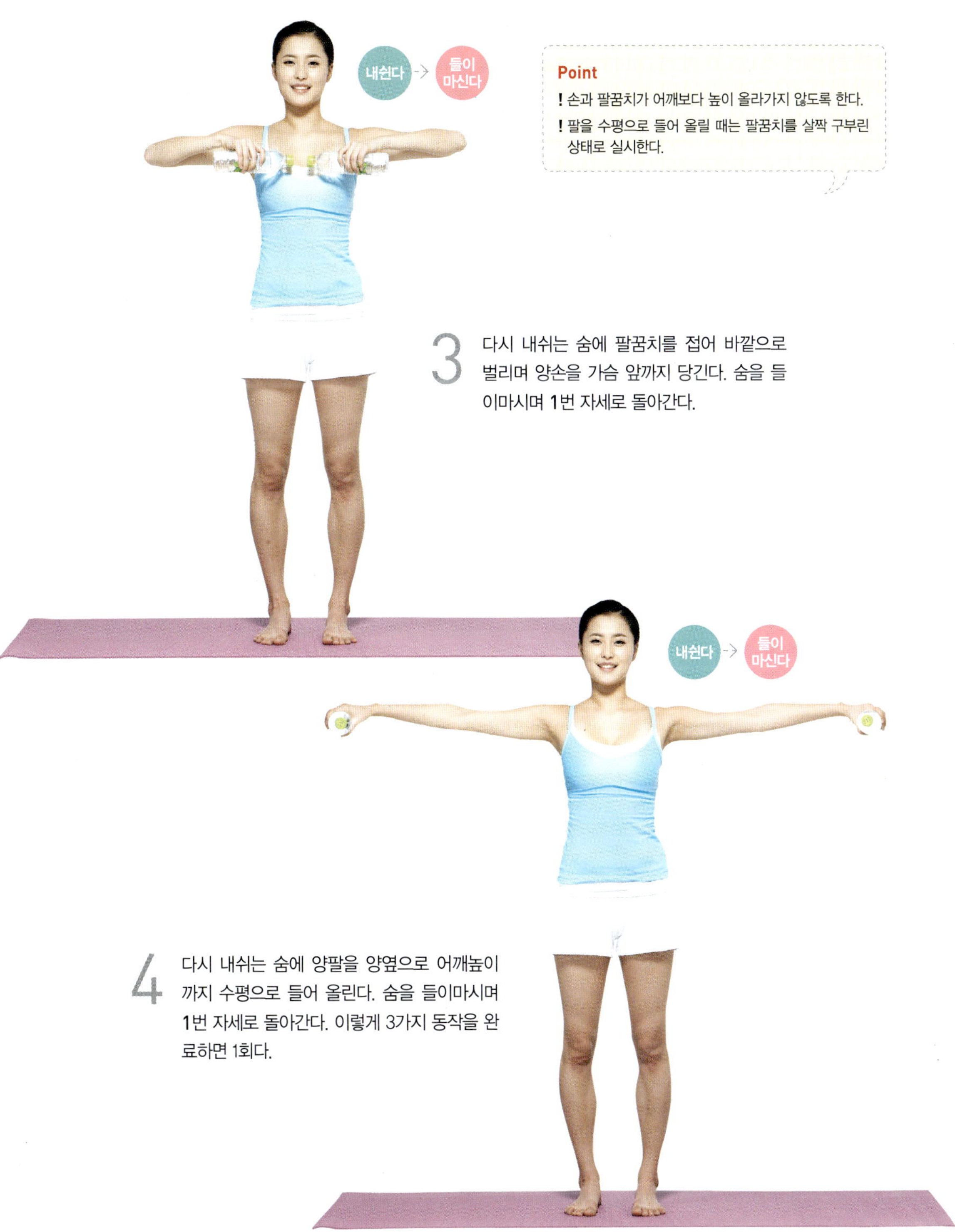

3 다시 내쉬는 숨에 팔꿈치를 접어 바깥으로 벌리며 양손을 가슴 앞까지 당긴다. 숨을 들이마시며 **1**번 자세로 돌아간다.

4 다시 내쉬는 숨에 양팔을 양옆으로 어깨높이까지 수평으로 들어 올린다. 숨을 들이마시며 **1**번 자세로 돌아간다. 이렇게 3가지 동작을 완료하면 1회다.

이중 턱 없애기

또렷한 V라인을 되찾기 위해서는 뭉친 목 근육을 풀어주는 것이 중요하다.
목을 앞뒤로 충분히 스트레칭해주면 턱과 목 라인이 살아나면서 이중 턱이
해소된다.

Point

! 턱을 과도하게 뒤로 넘겨 뒷목이 꺾이지 않도록 한다.

! 귀를 어깨 쪽으로 기울이고, 어깨가 귀 쪽으로 당겨 올
라가지 않도록 한다.

! 척추를 곧추세우고 앉는다.

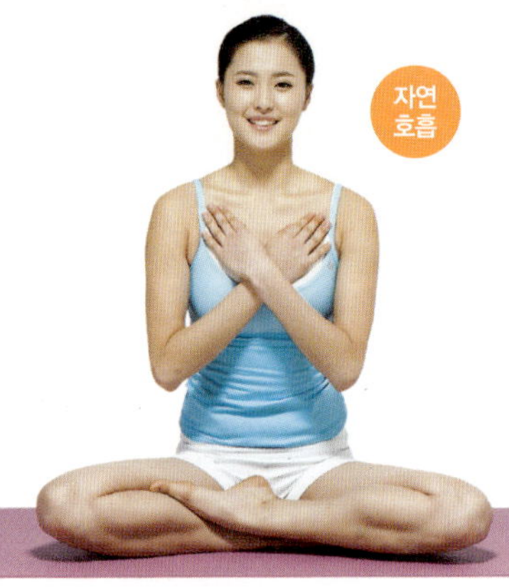

1 반가부좌 자세에서 양손을 포개어 가슴 위에
올려놓는다.

2 숨을 들이마신 후 내쉬는 숨에 목 앞 부위를
늘여주며 턱을 들어 올린다. 자연스럽게 호
흡하며 5초간 자세를 유지한다.

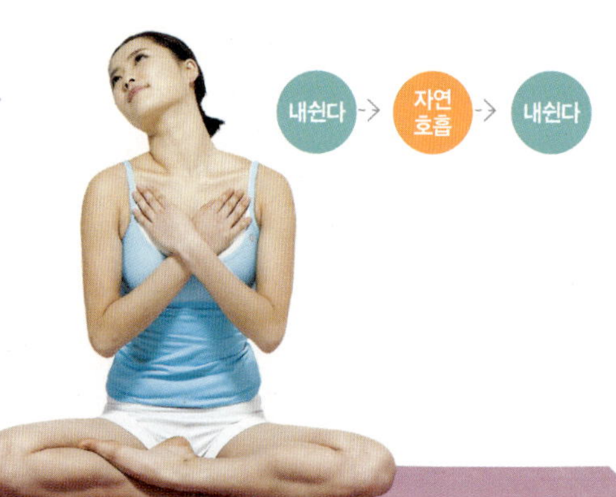

3 턱을 올린 상태에서 숨을 내쉬며 오른쪽 귀를 오른쪽
어깨 쪽으로 기울인다. 자연스럽게 호흡하며 5초간
자세를 유지한다. 숨을 내쉬며 1번 자세로 돌아가 반
대쪽도 실시한다.

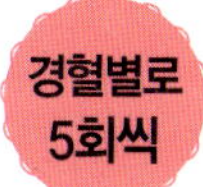

경혈별로 5회씩

작은 얼굴 만들기

경혈을 지압해주면 얼굴에 정체되어 있던 기혈이 순환되면서 피부가 좋아
지고 부기가 빠져 작고 아름다운 얼굴을 만들 수 있다.

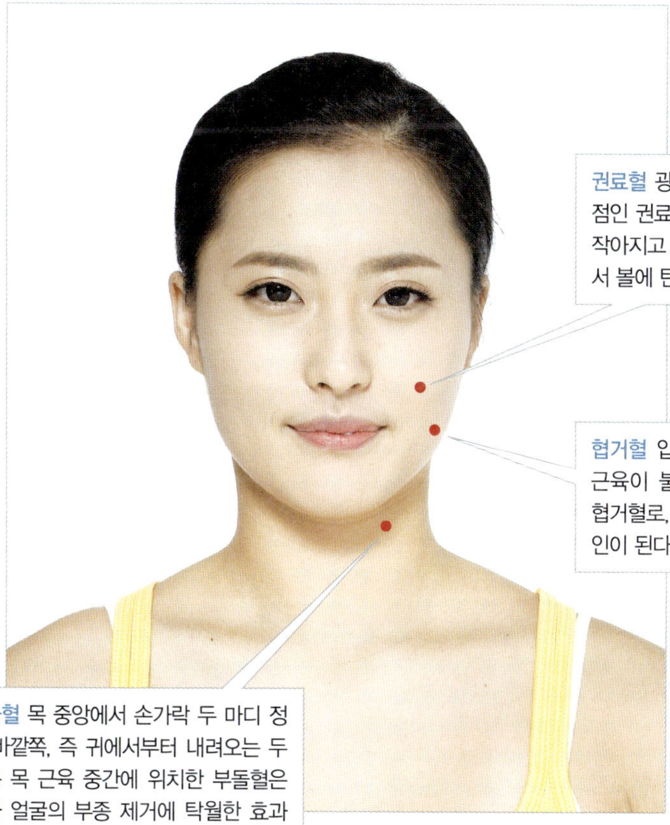

권료혈 광대뼈 아래 움푹 팬 지
점인 권료혈을 자극하면 광대가
작아지고 팔자주름이 개선되면
서 볼에 탄력이 생긴다.

협거혈 입을 앙다물었을 때 턱
근육이 불룩 솟아오른 부위는
협거혈로, 자극하면 갸름한 V라
인이 된다.

부돌혈 목 중앙에서 손가락 두 마디 정
도 바깥쪽, 즉 귀에서부터 내려오는 두
꺼운 목 근육 중간에 위치한 부돌혈은
목과 얼굴의 부종 제거에 탁월한 효과
가 있다.

Point

❗ 경혈을 엄지나 검지와 중지로 3~5초 정도 지그시 눌러준다.

❗ 경혈은 누구나 똑같은 위치에 있지 않으므로 눌러보면서 통증이 느껴지거나 결리는 곳을 찾는 것이 좋다.

아름다운 목선 만들기 1

목 근육이 뭉쳐 딱딱해지면 목이 전체적으로 굵어 보인다. 목 근육을 충분히 풀어주어 길고 아름다운 목 라인을 만들어보자.

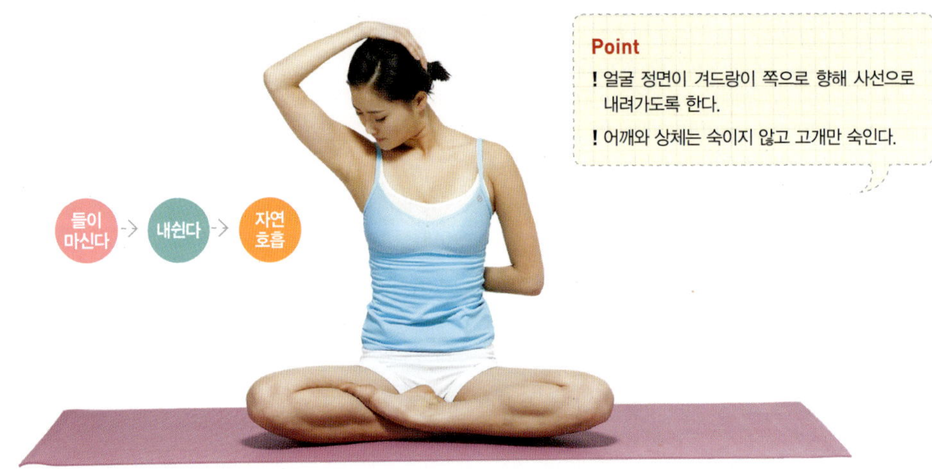

1 반가부좌 자세에서 오른손을 머리 뒤에 대고 왼손을 등 뒤로 보낸다. 숨을 들이마신 후 내쉬는 숨에 얼굴을 오른쪽 겨드랑이를 향해 천천히 숙인다. 오른손으로 지그시 머리를 눌러주며 10초간 자세를 유지한다.

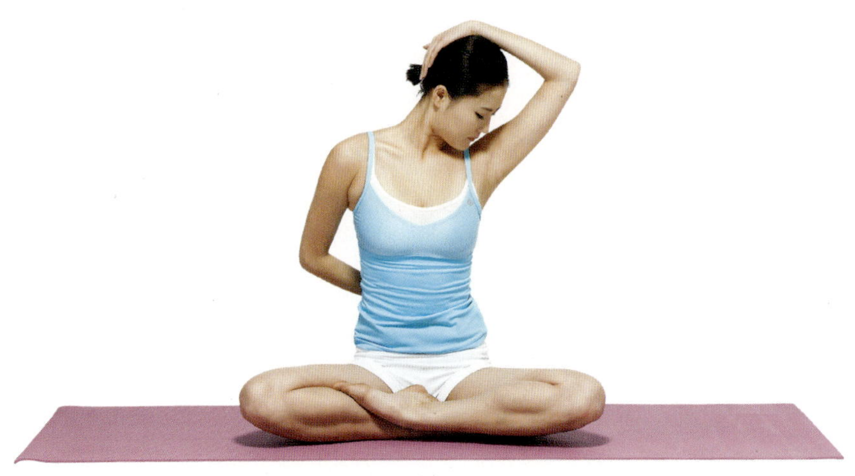

2 숨을 내쉬며 원위치로 돌아가 반대쪽도 실시한다.

아름다운 목선 만들기 2

바르지 못한 자세는 목 근육을 뭉치게 만든다. 목 근육을 풀어주는 것만으
로도 아름다운 목 선을 만드는 데 한결 효과적이다.

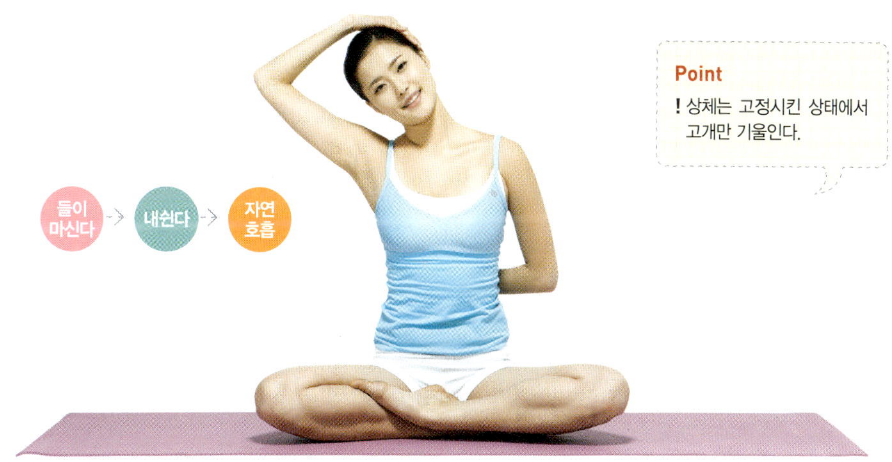

1 반가부좌 자세에서 오른손을 왼쪽 머리 옆에 대고 왼
손을 등 뒤로 보낸다. 숨을 들이마신 후 내쉬는 숨에
오른쪽 귀를 어깨 쪽으로 기울인다. 오른손으로 머리
를 지그시 눌러주며 10초간 자세를 유지한다. 호흡은
자연스럽게 실시한다.

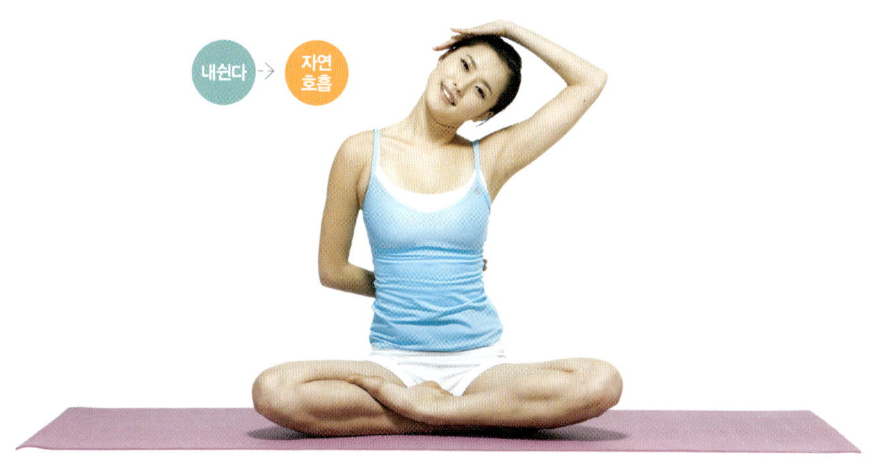

2 숨을 내쉬며 원위치로 돌아가 반대쪽도 실시
한다.

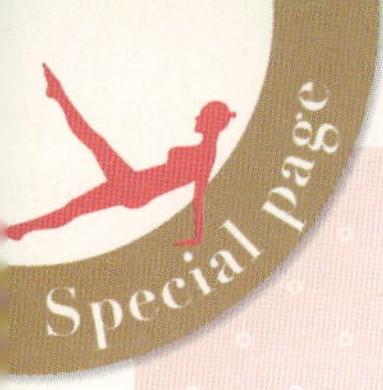

한방 다이어트에 대한 궁금증
Q&A

'한방 다이어트'라고 하면 운동이나 식사 조절 없이 한약만으로 쉽게 살을 뺄 수 있을 거라고 생각한다. 과연 그럴까? 한방 다이어트를 둘러싼 사람들의 오해와 진실!

Q 살 빠지는 한약을 먹고 살을 뺀 사람들이 주변에 있는데, 진짜 한약만 먹어도 살이 빠지나요?

A 결론적으로 한약만 먹고 살이 빠진다는 말은 맞지 않다. 한약은 다이어트를 보다 건강하고 효율적으로 진행할 수 있도록 도와주는 부수적인 방법이다. 그러나 실제로 '마황'이라는 한약재가 많이 함유된 한약을 먹으면 운동이나 식사 조절 없이 살이 빠진다. 하지만 효과가 좋은 약은 부작용도 큰 법이다. 마황이 다이어트에 매우 강력한 효과를 지니고 있는 것은 사실이지만, 체질에 맞지 않거나 지나치게 많은 양을 복용할 경우 가슴이 두근거리고 땀이 지나치게 많이 나는 등 부작용이 나타날 수 있다. 심한 경우 건강에도 치명적일 수 있다. 다이어트 방법을 선택할 때는 체중을 얼마나 줄일 수 있는가보다 얼마나 건강하게 체중을 줄일 수 있는가를 생각해야 한다. 한방비만클리닉에서 한약을 처방할 때는 환자의 체질을 고려하여 떨어진 대사 기능을 회복시킬 수 있는 복합 처방을 사용한다.

Q 추나요법이나 카이로프랙틱을 하면 체형이 바로 교정이 된다고 들었는데, 굳이 힘들게 코어 운동을 해야 하나요?

A 추나요법과 카이로프랙틱은 비뚤어진 척추와 관절을 손을 이용해 밀고 당겨서 정상적인 위치로 되돌아가게 하는 치료 요법이다. 실시 직후 바로 비뚤어진 체형이 교정되는 효과가 있다. 그러나 예전의 생활 습관을 지속하면 근육이 다시 불균형

해지면서 제자리로 돌아갔던 척추와 관절이 다시 비뚤어질 수밖에 없다. 추나요법이나 카이로프랙틱으로 체형을 교정한 후 코어 운동을 통해 근육의 균형을 유지시키는 훈련을 꾸준히 해야 교정된 체형을 계속 유지할 수 있다.

Q 운동을 하거나 한약을 먹어도 그때뿐이지 살이 빠지지 않아요. 체질적으로 살을 뺄 수 없는 사람이 있나요?

A 체질적으로 살을 뺄 수 없는 사람은 없지만, 살이 빠지지 않는 상태에 빠져 있을 수는 있다. 기본적으로 많이 먹으면 살이 찌고, 적게 먹으면서 운동을 하면 살이 빠져야 한다. 그러나 우리 몸은 그렇게 단순하지 않다. 비만은 과식이나 운동 부족뿐만 아니라 유전, 식생활 습관, 체형과 자세, 스트레스, 환경 문제 등이 복합되어 발생하기 때문이다. 이런 문제를 종합적으로 해결하지 않으면 살이 잘 빠지지도 않고, 빠지더라도 다시 비만한 상태로 돌아가기 쉽다. 갑상선 질환이나 당뇨가 원인일 수도 있으므로, 체중이 쉽게 빠지지 않는다면 전문가의 도움을 받아 자신의 문제가 무엇인지 먼저 파악해야 한다.

Q 다이어트할 때 한약을 먹으면 간이 나빠진다는 얘기를 들었어요.

A 한약이든 양약이든 모든 약은 간에 부담을 준다. 약을 복용했기 때문에 간이 나빠지는 것이 아니라, 원래 간이 나쁜 사람이 약을 복용했기 때문에 간에 가해지는 부담이 늘어나 더 나빠지는 것이다. 다이어트 한약은 일반적으로 음식 섭취량을 줄이면서 복용하므로 위장이나 간에 최대한 부담을 주지 않도록 처방한다. 다이어트 한약은 오히려 다른 약에 비해 간에 안전하다고 할 수 있다.

Q 체질에 맞는 음식은 많이 먹어도 살이 찌지 않나요?

A '체질 음식을 먹어라'라는 말은 각자의 몸에 가장 적합한 음식을 즐겨 먹어야 과도한 체지방이 쌓이지 않는 건강한 상태를 유지할 수 있다는 뜻이지, 많이 먹어도 살이 찌지 않는다는 뜻이 아니다. 예를 들어 평소 위가 차가운 체질이라면 차가운 성질의 음식에 해당하는 해산물이나 보리, 돼지고기를 먹기보다는 따뜻한 성질의 찹쌀이나 닭고기를 먹는 것이 소화도 잘되고 건강에도 좋다. 과도한 식사량은 체질과 상관없이 비만을 유발할 수 있다.

Q 코어 운동보다는 유산소운동이 체중 감량에 더 효과적이지 않을까요?

A 단순히 체지방 감소만 생각한다면 유산소운동이 가장 효과적이다. 하지만 실제로 비만 환자 중에는 하루에 한 끼만 먹고 날마다 1시간 이상씩 운동을 해도 살이 빠지지 않는 경우가 많다. 잘못된 자세와 체형이 대사 기능과 자율신경계에 문제를 일으키면 우리 몸은 체지방이 축적되기 쉬운 상태가 되기 때문이다. 이런 상태에서는 아무리 노력을 해도 체중 감량이 좀처럼 일어나지 않는다. 코어 운동을 통해 비만을 일으키는 근본적인 원인인 몸속 불균형을 해소해야 원하는 체중 감량이 지속되고, 또 감량된 체중이 유지될 수 있다.

Q 지방 연소에 도움이 되는 음식이 있나요?

A 몸을 건강하게 만들어주는 음식이 지방 연소에도 도움이 된다. 몸이 건강해야 대사가 효율적으로 이루어져 섭취한 에너지가 체지방에 쌓이지 않는다. 한의학적으로 봤을 때 몸이 찬 사람은 혈액순환이 떨어지므로 뜨거운 성질의 생강, 고추, 후추, 카레 등을 먹으면 순환이 활발해져 대사율이 올라간다. 또한, 양파는 체내 지질 성분을 줄여주는 식품이라 다이어트에 도움이 된다. 그러나 중요한 것은 어떤 음식이 살을 빼는 데 효과가 있느냐가 아니라, 어떤 음식이 우리 몸을 건강한 상태로 돌려놓느냐에 있다.

Q 물을 많이 마셔야 살이 빠진다고 하는데, 저는 물을 많이 마시면 몸이 부어요.

A 몸이 붓는다면 물을 많이 먹는 것이 문제가 아니라 물을 몸 밖으로 배출하는 기능에 문제가 생긴 것으로 봐야 한다. 수분 대사뿐 아니라 전반적인 에너지 대사가 떨어져 있을 가능성이 높다. 조금만 먹어도 체중이 불어날 수 있는 상태이므로 무리하게 식사량을 줄이거나 운동을 해서 살을 빼려고 해서는 안 된다. 먼저, 체내 대사 기능을 회복할 수 있도록 병원을 찾아 전문적인 치료를 받을 것을 권한다.

체형 교정 다이어트 이렇게 한다

자신의 체형을 파악한다

- **상체 비만 거북이형** 구부정한 자세 때문에 상체(목, 어깨, 등, 팔뚝)에 주로 살이 찐다.
- **뱃살 두둑 캥거루형** 엉덩이는 뒤로 튀어나오고 주로 복부에 체지방이 축적되어 있다.
- **전신 비만 거미형** 거북이형과 캥거루형의 문제점을 가진 체형으로, 팔다리에 비해 몸통이 비만하다.
- **하체 튼실 개미형** 엉덩이와 허벅지가 유독 튼실한 체형으로, 특히 젊은 여성에게 많이 나타난다.

바른 자세를 유지한다

나쁜 자세는 체형을 변형시키고 체지방이 쌓이는 원인이 되기 때문에 항상 바른 자세를 유지해야 한다. 바른 자세는 그 자체만으로 기초대사량을 높여주어 체중 감량 효과가 있다.

체형에 맞는 코어 운동을 한다

코어 운동을 통해 몸통 부위 근육을 단련시키면 뼈를 감싸고 있는 근육의 힘이 회복되어 비뚤어진 체형이 제자리로 돌아가게 된다. 자신의 체형에 맞는 8주 코어 운동 프로그램을 선택하여 하루에 50분~1시간 정도 하면 된다. 한 번에 실시하지 않고 틈나는 대로 실시해도 운동 효과를 볼 수 있다.

체질에 맞는 음식을 먹는다

체질에 맞는 식재료 위주로 식사하되, 무엇보다 중요한 것은 필수 영양소들이 적절하게 구성된 밥과 반찬으로 균형 잡힌 식사를 하는 것이다. 단백질을 충분히 섭취하고, 흰쌀, 흰 밀가루와 같은 단순 탄수화물 대신 잡곡, 버섯류, 채소류 등으로 탄수화물을 섭취한다.

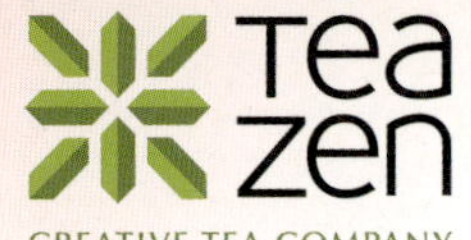

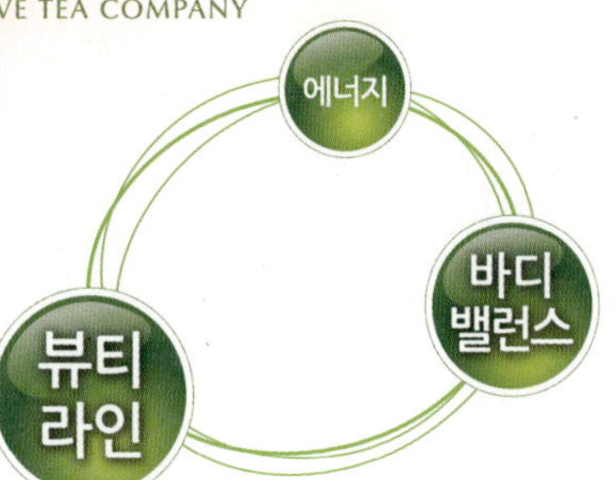

24인치 그녀들의 비밀!

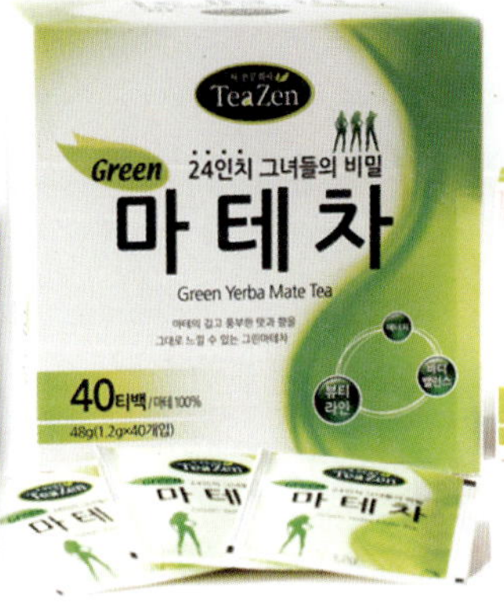

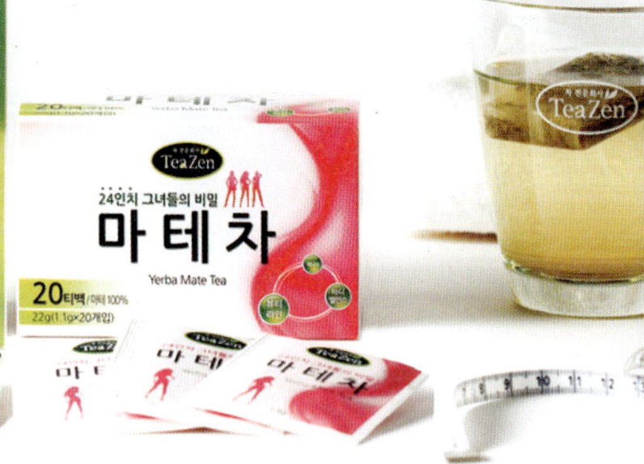

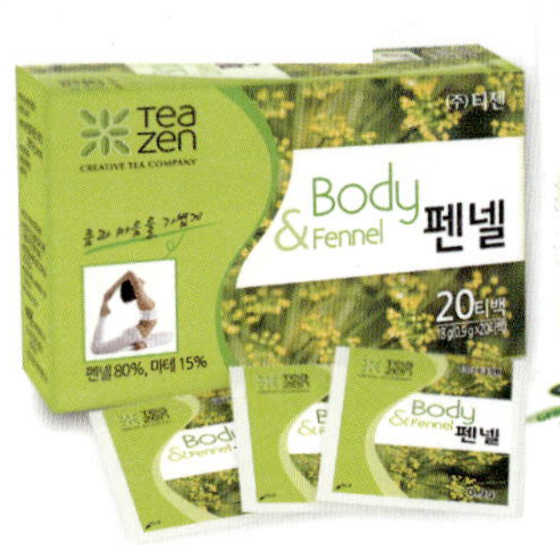

마테차 Mate

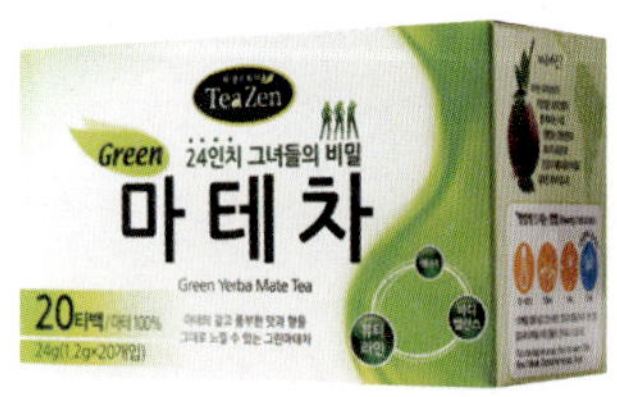

마테차란?

마테는 육식소비가 가장 많은 남미인들의
건강과 아름다움의 비결로 알려진 허브로
'마시는 샐러드' 혹은 '신들의 음료'라 불리며
전세계적으로 사랑 받아온 차입니다.

로스트 마테차
Roast Yerba Mate Tea
그린마테와 로스팅마테를
블랜딩하여 구수하면서도
깔끔한 맛의 마테차

그린마테차
Green Yerba Mate Tea
마테의 깊고 풍부한 맛과 향을
그대로 느낄 수 있는 그린마테차

봄빌라(Bombilla)

마테(Mate)

펜넬 Fennel

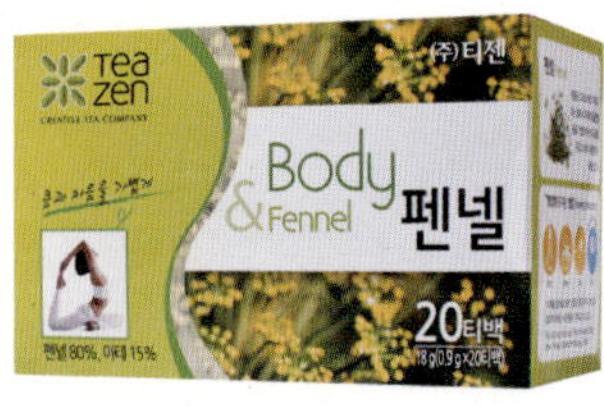

펜넬이란?

펜넬은 그리스어로 '야위다'라는
말에서 유래되었을만큼 몸을 가볍게 하는데
도움을 준다고 하여 사랑받아온 허브입니다.

펜넬차는 펜넬 특유의 단맛이 있어
마시기 편하며, 수유에 도움을 주는 허브차입니다.

TIP) 임신 중 음용은 삼가해 주세요.

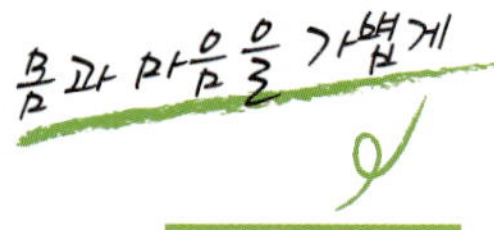

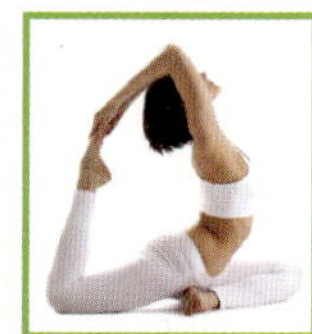

차전문회사 티젠   Tel_080.008.0013 www.teazen.co.kr   쇼핑몰_ www.damiantea.com